JN301617

看護ワンテーマBOOK

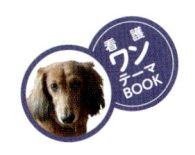

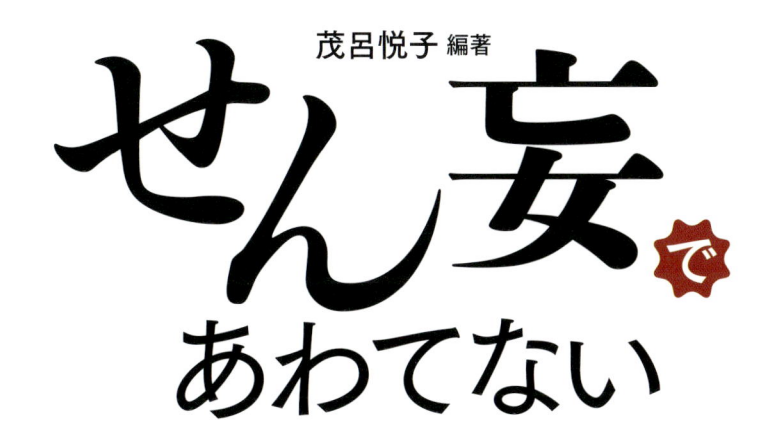

茂呂悦子 編著

せん妄であわてない

医学書院

はじめに

　せん妄は、患者や家族に苦痛を与えるだけでなく、治療や看護に困難をもたらすため、領域を問わず予防や終息のためのケアは重要な課題といえます。

　せん妄ケアは、予防が第一であり、要因を取り除くことが重要です。また、せん妄を発症した場合の治療の中心も要因を取り除くことであり、薬剤の投与は慎重に行う必要があります。
　せん妄ケアは、排痰援助をしたら無気肺が改善した、というような目に見える成果が即時的に得られるわけではありません。要因が取り除かれるまで日々継続してケアを実施していく必要があります。ところが、日々の看護活動を振り返ってみると、薬物投与や検査・処置の補助、一般状態の観察など治療や身体機能の回復に関する援助が優先される傾向にあるのではないでしょうか。煩忙な日常の中で、即時的な効果が見えにくいケアを積極的に実践していくことは容易ではないでしょう。

　実際、以前は筆者自身もせん妄患者への対応に疲労を感じ、効果がみられない援助を継続していく意義を見出せない、ICUを退室して生活が整えば自然に元の状態に回復するだろうと考えていました。
　10年以上前になりますが、ICUにいたある患者のトイレ介助をした際、逃亡を企てられてしまったことをきっかけに、せん妄ケアに関心をもつようになりました。当時は、まだ"せん妄"という言葉にあまり馴染んでいなかっ

たため「走れるような状態の患者がなぜICUにいるの？」と責任転嫁したりもしました。しかし、この患者への看護を振り返った時、自分は患者を理解できていなかっただけでなく、安全も守れず、安寧（あんねい）を与えられてもいなかったと気づきました。そして、あの時もっと何かできなかったか、どう援助すればよかったのかという問いにぶつかったわけです。

　現在、クリティカルケア領域におけるせん妄は、ICU在室日数・入院日数の延長、退院後6か月での死亡率の独立予測因子であることが報告され、ICU退室後のPTSD様症状との関連が指摘されています。さらに、65歳以上のICU入室患者では70％以上という高い発症率の報告がある中、その多くは見落とされているという指摘もあります。せん妄ケアの効果については、まだ十分な検討がされているとは言えませんが、アセスメントツールを用いたせん妄の評価を基盤として積極的に取り組む必要性が高いという認識は広まり始めています。

　本書は、推奨されているケアだけでなく、日々実践して感じたり気づいたりした経験知を含めて紹介しています。せん妄へのケアに悩みや疑問を感じている皆様の臨床実践に活用していただければ幸いです。

2011年6月　茂呂悦子

本書の内容

　せん妄をケアしていく上で、基本となる3つの原則があります。

せん妄ケアは予防が第一である

　ここでいう予防とは広い意味での予防であり、ハイリスクの患者がせん妄を起こさないための予防、それ以上症状を悪化させないための予防ケアなどです。せん妄の要因を理解した上で、患者の状態をアセスメントし、その要因を取り除くケアをしていくことが重要です。

せん妄は複数の要因が複雑に絡み合って発症する

　せん妄は、原因が1つで症状が1つ起こるというものではありません。本書では、考えられる要因、起こりやすい患者や状況、注意すべき行動などをあげ解説していきますが、それらを単体で理解するのではなく、患者によってそれらが複雑に絡んだ結果としてせん妄が起こるという点を常に念頭に置いておく必要があります。

せん妄の見きわめ、予防、早期終息のためのケアは一度で終わりにするのではなく、適切なタイミングで繰り返し実践していく

　せん妄ケアの全体の流れをチャートに示しました（→p.6）。入院・治療の開始時点からせん妄のリスクをアセスメントし、予防ケアをしていきます。もしせん妄が起きてしまっても、アセスメントを繰り返し、終息に向けたケアを行います。一度の関わりでせん妄を終息できるわけではありませんので、継続的に繰り返していくことが前提となります。

これらを踏まえた上で、各パートの内容を簡単に紹介していきます。

●ここが知りたい！ せん妄とは何なのか
せん妄とはどのようなもので、どのような症状がみられ、それに対し何ができるのかを解説します。

●まずこれだけは！ せん妄患者への対応
せん妄症状の中から比較的頻繁に遭遇するものを選び、具体的な対応を解説します。ただし、せん妄を終息させるためのケアに基づく対応ではありますが、あくまでも場面単位の関わりです。せん妄では同時に複数の症状が見られる場合もあるため、患者の反応に合わせて対応を実践していく必要があります。

●これってせん妄？ せん妄の見きわめ・予測のツボ
せん妄には低活動性のものがあり、見落とされているケースも多くあります。せん妄になりやすい人を紹介した上で、アセスメントのポイントを解説していきます。アセスメントツールの活用だけでなく、「何か変」に気づけることを目指します。

●せん妄のケアに強くなる
せん妄の患者に対して行う重要な7つのケアを解説します。これらをすべて行うことは時間もかかり困難だとは思いますが、最低限押さえてほしいポイントをあげました。

●不安解消!! 対象・ケース別せん妄の対応
このパートでは、せん妄のよく見られる特徴をもった患者（術後、人工呼吸器装着、認知症など）の事例を通して、アセスメントのタイミング、具体的な介入の流れを解説していきます。

　本書は、最初から順番に読んでいく必要はなく、自身の悩んでいる点から読み進めても大丈夫な構成になっています。途中で項目同士がリンクするようになっているので、行ったり来たりを繰り返しながら、せん妄ケアの全体像をつかんでください。

せん妄ケアの全体像

POINT
- アセスメントツールを用いてせん妄を評価する
- 要因を可能な限り取り除く

入院 ||||||||||||||||||||||||||||||||||||||||||

治療開始（侵襲の増加）

せん妄のリスクをアセスメントする
- 素因
- 直接因子
- 促進因子
- 治療に伴い生じる直接因子や促進因子の予測（→ p.44）

⇒

予防ケア立案・実施
＊退院まで評価修正し継続する
- アセスメントツールによる評価
- 直接因子、促進因子を取り除くためのケア
- 素因からくる認知機能に適したコミュニケーション、オリエンテーション方法の工夫

→ 退院

せん妄を起こしてしまったら

- 要因をアセスメントする
- 家族のせん妄についての理解・心理のアセスメント

▼

予防ケアを基にせん妄へのケアを立案・実施する

- 要因を取り除くためのケア
- 安全の確保
- 症状への対応
- 精神科医の介入の検討
- 家族ケア

せん妄が終息したら

せん妄が再度生じるリスクをアセスメントする

▼

予防ケア立案・実施

目次

はじめに 002
本書の内容 004

✦ ここが知りたい！ せん妄とは何なのか

ここを押さえる、せん妄とは何か 012
せん妄ではこんな症状があらわれる 014
せん妄の患者に対してできること 016
せん妄の薬物療法 020

✦ まずこれだけは！ せん妄患者への対応

チャート 興奮している 024
興奮状態 026
チャート 活気がない、うとうとしている 030
活気がない、うとうとしている 032
見当識障害（時間・場所・人がわからない） 034
ないものが見える、聴こえる（幻覚・錯覚・誤解） 036
家族にはどのように説明をすればいいか 040

✦ これってせん妄？ せん妄の見きわめ・予測のツボ

せん妄になりやすい人ってどんな人？ 044
せん妄のアセスメントツール 046
コラム ツールを導入するポイント 049
コラム 急性脳機能不全とは［剱持］ 051
せん妄とうつ 052

❀ せん妄のケアに強くなる［神山］

安全の確保.. 056
全身管理.. 060
苦痛の緩和.. 066
環境調整.. 070
自立の促進.. 074
現実認知の促進.. 077
リハビリテーション.. 080

❀ 不安解消!! 対象・ケース別せん妄の対応

事例1 ● 術後患者のせん妄［剱持］.. 090
事例2 ● 人工呼吸器装着中の患者のせん妄［剱持］................ 096
事例3 ● 敗血症患者のせん妄［石井、宮本、剱持］................ 104
事例4 ● 脳血管疾患患者のせん妄［石田］................................ 112
事例5 ● 認知症患者のせん妄［佐藤、剱持］............................ 118

［　］内が執筆者、表記のないものは茂呂

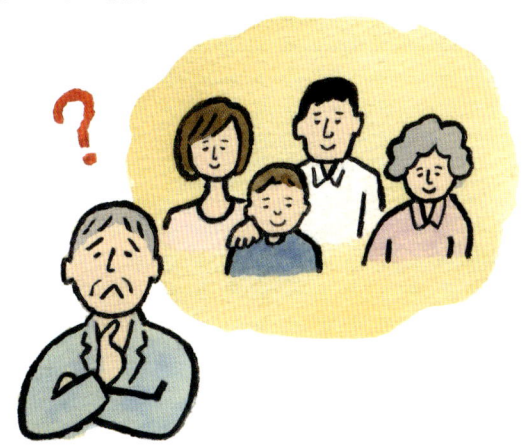

執筆者一覧

編著
茂呂悦子（自治医科大学附属病院看護部、集中ケア認定看護師、急性重症患者看護専門看護師）

執筆（50音順）
石井奈々絵（東海大学医学部付属八王子病院 ICU/CCU）
石田恵充佳（武蔵野赤十字病院 SCU、集中ケア認定看護師）
神山淳子（自治医科大学附属病院集中治療部、集中ケア認定看護師）
劔持雄二（東海大学医学部付属八王子病院 ICU/CCU、集中ケア認定看護師）
佐藤美穂（東海大学医学部付属八王子病院 ICU/CCU）
宮本佳依（東海大学医学部付属八王子病院 ICU/CCU）

カバー・本文イラストレーション　赤池佳江子
装丁・本文デザイン　加藤愛子（オフィスキントン）

�
ここが知りたい！
せん妄とは何なのか

ここを押さえる、せん妄とは何か

❋ せん妄とは

　せん妄は DSM- IV TR などの定義をまとめると「急性可逆性精神障害で、錯乱と何らかの意識障害によって特徴づけられる。一般的に、情動易変性、幻覚または錯乱を伴い、また不適切で衝動的、非合理的、暴力的行動を伴う」とされています。

　要点をまとめると以下のようになります。

- 主に、意識、注意、認知、知覚が障害される病態

- 睡眠、精神運動活動、情動が障害される場合もある

- その障害は短期間（通常数時間〜数日）で出現し、一日の内で変動する傾向がある

- 可逆性である（元の状態に戻すことができる）

❖ せん妄は3つの型に分けられる

　せん妄は、精神運動活動と覚醒レベルに基づいて、過活動型、低活動型、両者の特徴が交互する混合型に分類されています。

　過活動型は、幻覚、妄想、焦燥性興奮、失見当識が特徴です。低活動型は、錯乱（感情や思考の混乱）と鎮静が特徴で、幻覚、妄想、錯覚を伴うことが少ないとされています。

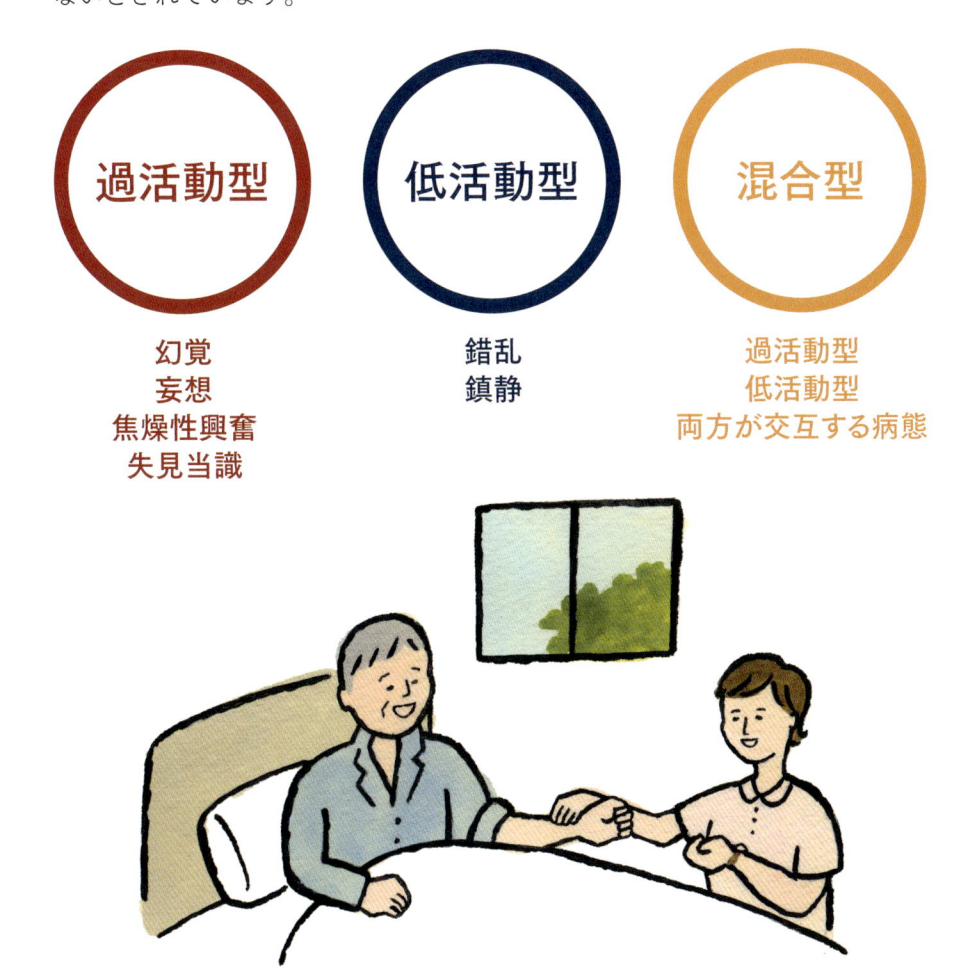

過活動型
幻覚
妄想
焦燥性興奮
失見当識

低活動型
錯乱
鎮静

混合型
過活動型
低活動型
両方が交互する病態

ここが知りたい！ せん妄とは何なのか

せん妄では
こんな症状があらわれる

✤ こんな症状がみられたらせん妄の可能性あり

　せん妄の主な症状には意識障害、注意障害、認知機能の障害、知覚障害があります。また、それに伴って、情動障害、睡眠 – 覚醒サイクルの障害が起こることもあります。

　臨床において興奮や活動・意欲の低下、つじつまの合わない会話、失見当識などの症状は、治療や看護の妨げとなることも少なくありません。さらにせん妄は、ICU 在室日数・入院日数の延長、退院後 6 か月での死亡率の独立予測因子であることが報告され、PTSD との関連も指摘されています。

　そのため、患者の心身の回復を促す上で、予防や早期終息のためのケアが重要です。

意識障害

刺激しても全く反応しない昏迷や昏睡には至らないが、注意力が低下し、ぼんやりとした寝ぼけや夢うつつのような状態。
認知機能や知覚の障害を伴い、興奮したり、無目的に歩き回ったり、つじつまの合わない言動が見られたりする場合がある。

注意障害

1 つの刺激に対して、注意を集中・維持し続けたり、周囲の雑音や物の動きなど多彩な刺激に対して意図的・選択的に反応したりできない状態。
例えば、視線を合わせて会話ができない、促しや指示を最後まで聞けない、1 つの動作をやり通せず行動が落ち着かないなど。

認知機能の障害

記憶や見当識、会話・言語などの障害が見られる。
◎**記憶障害**：短期記憶が障害され、最近の出来事や見たり聞いたりしたことなどを覚えていない、あるいは、思い出せない。例えば、家族の面会を覚えていない、さっき説明した内容なのに覚えていないなど。
◎**見当識障害**：今が何時で、ここがどこであるか、医療者や家族などを見て誰なのか見当がつかない。
◎**会話・言語の障害**：物品名を呼称できない、文字が書けない、言葉にできないなど。例えば、行動の意味や要望を尋ねても上手く返答できない、話が続かないなど。

知覚障害

錯覚や幻覚、誤解などの症状が見られる。患者は錯覚や幻覚であっても確信をもっており、それに伴う情動反応が見られる場合もある。
◎**錯覚**：実際にあるものを間違えて捉える。例えば、天井の模様を見て虫がいるように見える、モニターアラームの点滅を見て救急車だと思うなど。
◎**幻覚**：実際には何もないが、あると捉える。例えば、誰もいないのに人や動物がそこにいるように見えるなど。
◎**誤解**：ある事実について間違った理解や解釈をする。例えば、看護師が注射器を持っているのを見て毒を注入されると思うなど。

随伴する症状

情動障害
感情不安定性、易刺激性、怒り、多幸、無欲、抑うつ　など

睡眠−覚醒サイクルの障害
日中睡眠、夜間の焦燥性興奮、睡眠連続性の障害

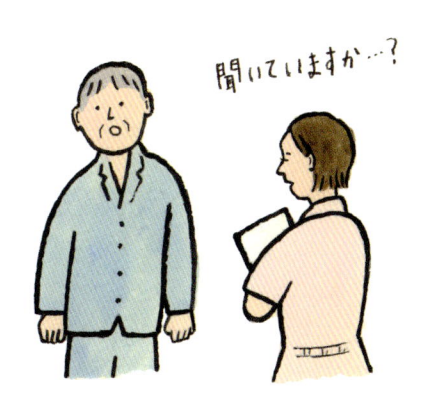

せん妄の患者に対してできること

✦ せん妄ケアの必要性

　急性期病棟や高齢者が多い施設など、入院患者の多くがせん妄発症の高リスク患者である場合、せん妄ケアは重要かつ困難な課題といえます（→ p.44）。
　せん妄ケアでは、以下のような包括的な取り組みにより、入院期間の短縮やせん妄の発症頻度を下げることに効果があるといわれています。

・患者に対するオリエンテーション
・環境調整
・コミュニケーション
・モビライゼーション
・視覚・聴覚障害の是正（補聴器・眼鏡の使用）
・看護スタッフへの教育（専門看護師や老年看護学・老年医学の専門家などによる）
・精神科医との協働

✦ せん妄を予防、早期終息させるために

　せん妄を予防、早期終息させるために推奨されている主なケアを示します。
　物的・人的資源に加え施設の構造や対象とする患者の特性からここに示したケアをすべて実践するのは困難かもしれませんが、せん妄を予防、早期終息させて患者の回復を促すためには、可能な限り日常的なケアの中に取り入れていくことが望まれます。また、より具体的なケアの方法については p.55 からの「せん妄のケアに強くなる」をご参照ください。

せん妄を予防するためのケア

① 患者の特性を把握しておく

入院／入所前の患者の生活や活動レベル（日常生活行動の自立度・一日の過ごし方など）、性格、社会的地位や役割、家族との関係、心配や不安に感じている事柄など

② 今後起こり得る出来事、体験について準備を整える

入院生活・治療などに関するオリエンテーション

③ 全身状態の管理を行い、変化を捉えて早期に対応する

◎**病態や治療に伴う苦痛**（疼痛、呼吸困難感、吐き気、倦怠感、口渇など）**の緩和**
◎**病態の把握と対応**（バイタルサイン、水分バランス、尿量、排液量、検査データ、行われている治療の期待される効果と副作用の観察・対応など）
◎**治療に関する介入**（薬物の投与、輸液ポンプや人工呼吸器などの医療機器の管理、ドレーンやカテーテルの管理など）

④ 感覚遮断を減らす

◎補聴器の使用（耳垢の除去）、眼鏡の使用、入れ歯の使用と口腔ケア
◎好みの音楽やテレビの鑑賞を促す
◎家族やペットの写真を飾る、カレンダーや時計を見える場所に設置する

⑤ 心地よく過ごせるように療養環境を整える

◎プライバシーが保護されるように配慮する
◎可能な限り窓からの太陽光を取り入れる、また、窓からの景色が見られるようにベッドの配置を調整する
◎照明や室温は患者の要望を取り入れる
◎不快な刺激を減らす
　騒音（アラーム音量の調整、足音、話し声、ドアの開閉、器材の運搬など）を減らす。また、慌ただしい雰囲気を感じさせないよう配慮する

⑥ 活動と休息のバランスが取れるよう生活リズムを整える

◎夜間は睡眠を阻害しないよう看護処置のタイミングや環境を調整する。また、患者の要望を取り入れて睡眠導入剤の使用を医師と調整する
◎緊張を緩和する
　（マッサージ、タッチング、思いや感情の表出の促しと、傾聴・支持的な関わり）
◎日中は回復過程にあわせて適度な運動・活動を促す
　（四肢のROM訓練、段階的な離床、散歩、日常生活動作の自立）

⑦ 現状への認識を促す

◎時間や場所、治療や今後の見通しに関する情報提供を行う
◎看護師であることを伝える
◎治療処置の前には説明し理解を得る

⑧ 家族との面会を促す

◎面会時間や面会者は可能な限り患者と家族の要望を取り入れる

せん妄を早期終息させるためのケア

① せん妄の要因を検索し、緩和・除去する

- ◎鎮静や精神科医へのコンサルテーションの必要性を医師と検討する
- ◎家族へせん妄について指導し、不安を緩和してケアへの参加を促す

② せん妄症状に対応し、安全な療養生活を維持できるようにする

- ◎ゆっくりとした声で話しかけ、落ち着いた、やさしい態度で接する
- ◎肯定的な関わりを意識し、錯覚や幻覚については同調しないが、無理に訂正もしない。患者の体験を汲み取りフィードバックする
- ◎説明や見当識に関する情報は患者の理解度を推察し、間をおきながら繰り返す
- ◎患者の生活歴、性格、基盤にある感情、関心事などから、患者のニードを推察し満たせるようにする
- ◎医師と調整し、可能な限り挿入されているドレーンや点滴ルート類を減らす
- ◎身体拘束部位と用具・方法を工夫し、期間と拘束部位を最小限にする

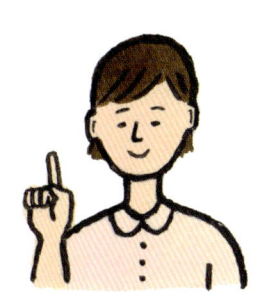

せん妄の薬物療法

❂ 主な薬剤の特徴と副作用

　せん妄の治療に用いられる主な薬剤とその特徴を表にまとめました。薬物療法は抗精神病薬の頓用から開始し、効果を見ながら調整します。

　使用する薬剤によっては、抗コリン作用によるせん妄の増悪や抗アドレナリン作用による血圧低下などの副作用があるため、特徴を踏まえた観察と副作用が生じた場合の対応を確認しておく必要があります。

❂ せん妄ケアは薬物治療時も継続する

　せん妄の治療は、要因を取り除くことが第一とされています。抗精神病薬の投与に際しては、患者の症状や基礎疾患、投与経路などを配慮し、慎重に行います。せん妄ケアは薬物療法を行う場合も継続する必要があり、重要性も高いといえます。

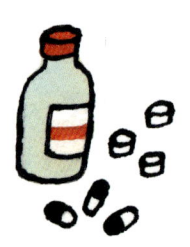

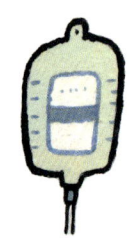

せん妄の治療で用いられる主な薬剤とその特徴

薬剤（商品名）	特徴
リスパダール	● 抗セロトニン作用と抗ドーパミン作用をあわせもち、幻覚、妄想、興奮だけでなく、無感情、意欲低下にも効果が期待できる ● 糖尿病の場合、血糖値の上昇に注意する必要がある
セレネース リントン	● 妄想、幻覚、幻聴、混乱、興奮を抑える作用がある ● 錐体外路症状の副作用が強い
ウインタミン コントミン	● 幻視・幻覚などの異常行動や不安を抑える作用がある ● 寝つきをよくする作用がある ● 血圧低下、薬剤性のQT延長症候群から致死性の不整脈を生じることがある
レボトミン ヒルナミン ソフミン	● 強力な鎮静作用がある ● 血圧降下やめまい、眠気、判断力の低下が強く出ることがある
テトラミド デジレル レスリン	● 不安や緊張を和らげる作用がある ● 催眠、鎮静効果が比較的強い ● 抗コリン作用は弱く、副作用が少ないため、高齢者に使用される

文献
[はじめに]
1）Ely EW, Gautam S, Margolin R, et al.:The Impact of delirium in the intensive care unit on hospital length of stay, Intensive Care Med, 27,1892-1900,2001.
2）Ely EW,Margolin et al：Delirium as a Predictor of Mortality in Mechanically Ventilated Patients in the Intensive Care Unit. JAMA, 291(14), 1753-1762, 2004.
3）坂本尚典：ICU症候群，術後精神障害――せん妄を中心とした対処法，真興交易医書出版部，138-156，2003.
4）Hewitt J: Psycho-affective disorder in intensive care units: a review, J Clin Nurs, 11, 575-584, 2002.
5）Josh F Peterson et, al, delirium and motoric subtypes a study of 614 criticaliy ill patients. Aem geriatrics society (54), 479-484, 2006.

[ここが知りたい！せん妄とは何か]
1）American Psychiatric Association(2000)，高橋三郎，大野裕，染矢俊幸 訳：DSM- IV -TR 精神疾患の分類と診断の手引き，医学書院，2002.
2）米国精神医学会（1999），日本精神神経学会監訳（2000）:〈米国精神医学会治療ガイドライン〉せん妄，医学書院，2000.
3）坂本尚典：ICU症候群，術後精神障害――せん妄を中心とした対処法，真興交易医書出版部，138-156，2003.
4）一瀬邦弘，太田喜久子，堀川直史 監修：せん妄 - すぐに見つけて・すぐに対応，照林社，2002.
5）野末聖香，桶山光教，福田紀子：せん妄患者対応マニュアル，Nursing Today, 13(11) 7-25,1998.
6）Inouye K,et al:A Multicomponent Intervention to Prevent Delirium in Hospitalized Older Patients, New Eng J Med, 340(9) 669-676,1999.
7）Lundstromm M, Edlund A, Karlsson S, et al:Multifactorial Intervention Program Reduces the Duration of Delirium, Lengh of Hospitalization, and Mortality in Delirious Patients, Am Geriatrics Society, 53(4) 622-628, 2005.
8）天野雄一：せん妄の治療，重症集中ケア，9(4) 57-61，2010.

まずこれだけは！
せん妄患者への対応

興奮している

例えば……●イライラしている　●そわそわ落ち着きがない　●暴力的

興奮している、あるいは興奮しやすい患者の場合、安全を守りながら
要因を捉える必要があります。原因がわかれば可能な限り取り除きます。
安全を守る際は、興奮状態の程度にもよりますが、
患者の手足を力で押さえつけるのは最終手段とし、
行動を許容する姿勢をもつことが大切です。
指示や指導的な言葉は最小限にし、
まずは穏やかに、かつ静かに、患者の行動を制止して、
要望や苦痛を汲み取るような関わりを心がけましょう。

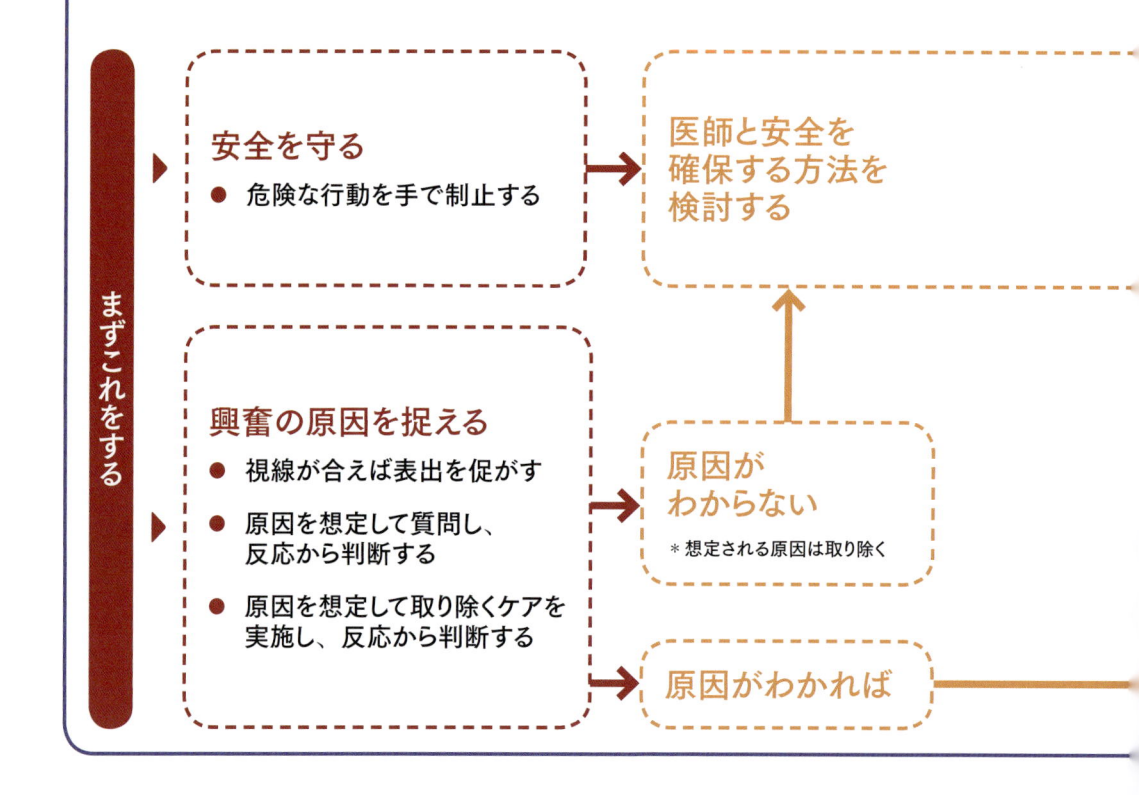

まずこれをする

安全を守る
- 危険な行動を手で制止する

→ **医師と安全を確保する方法を検討する**

興奮の原因を捉える
- 視線が合えば表出を促がす
- 原因を想定して質問し、反応から判断する
- 原因を想定して取り除くケアを実施し、反応から判断する

→ **原因がわからない**
＊想定される原因は取り除く

→ **原因がわかれば**

対応の目標
- 血圧や脈拍の上昇を抑え、治療が継続できる状態に落ち着かせる
- カテーテルやチューブ類の誤抜去を防ぐ
- 転倒や転落、ベッド柵による打撲などを防ぐ

やってはいけない
- 「動かないでください」「この管は触っちゃだめですよ」と一方的に指示や指導をする
- 強い口調で話す
- すべての自発的な動きを力だけで押さえつける

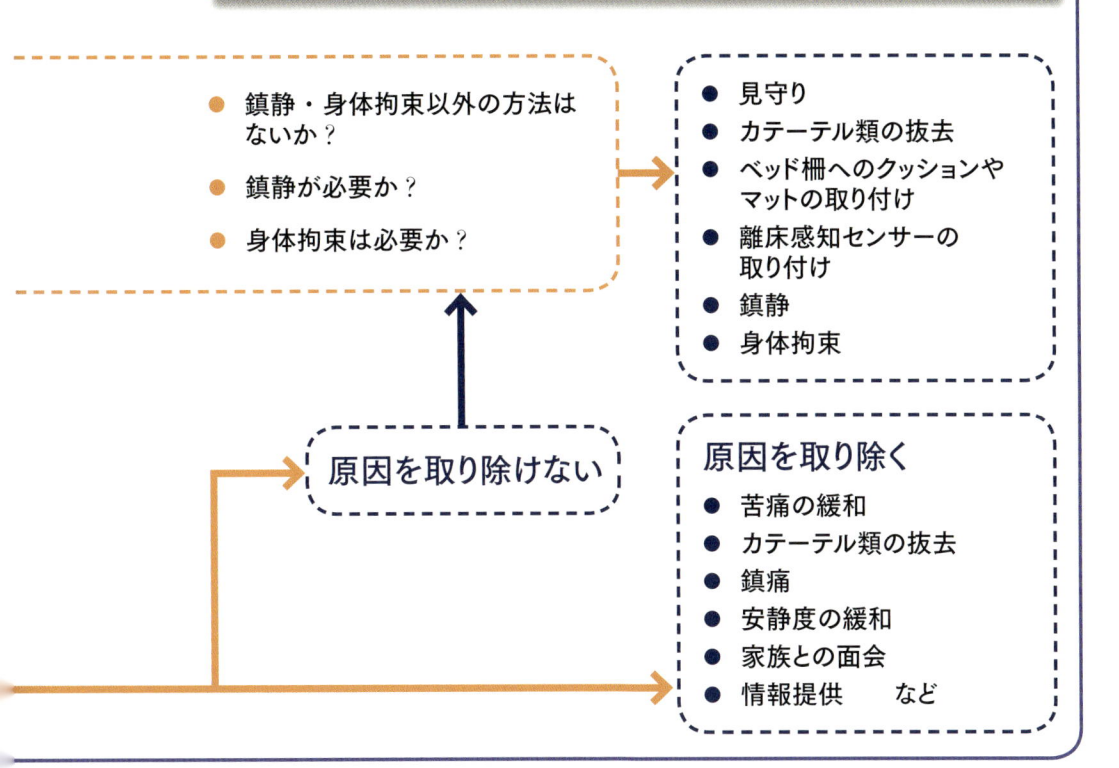

- 鎮静・身体拘束以外の方法はないか？
- 鎮静が必要か？
- 身体拘束は必要か？

→
- 見守り
- カテーテル類の抜去
- ベッド柵へのクッションやマットの取り付け
- 離床感知センサーの取り付け
- 鎮静
- 身体拘束

原因を取り除けない

原因を取り除く
- 苦痛の緩和
- カテーテル類の抜去
- 鎮痛
- 安静度の緩和
- 家族との面会
- 情報提供　　など

興奮状態

> **やってはいけないこと**
> ★ 患者の要望を聞くことをあきらめる（ただし、しつこくしない）
> ★ ただちに身体拘束や鎮静剤投与をする
> ★ 「動かないでください、危ないですよ。今治療中ですからね、足から動脈に管が入っているから起きられないんですよ」などと指示や状況の説明を繰り返す

こんな症状はありませんか？

　姿勢を整えてもすぐにもぞもぞと動いてベッドからずり落ちてしまう、安静を促がしても起き上がろうとする、足をベッド柵に打ちつけるような動きをするなど興奮状態といってもあらわれる症状はさまざまです。最も激しい状況は、身体拘束を引きちぎらんばかりの力で気管チューブを抜こうとし、動きを制止しようとする医療者を蹴ったり、つねったり、殴ったりするなどの暴力行動が見られる場合でしょう。

患者への対応

　興奮状態への対応は、
❶患者の安全を守る
❷患者の興奮を鎮める
ことを目標にしてケアを行います。速やかな鎮静剤の投与が必要か否かは、患者とコンタクトが取れるか、興奮している原因が明確化できるか、その原

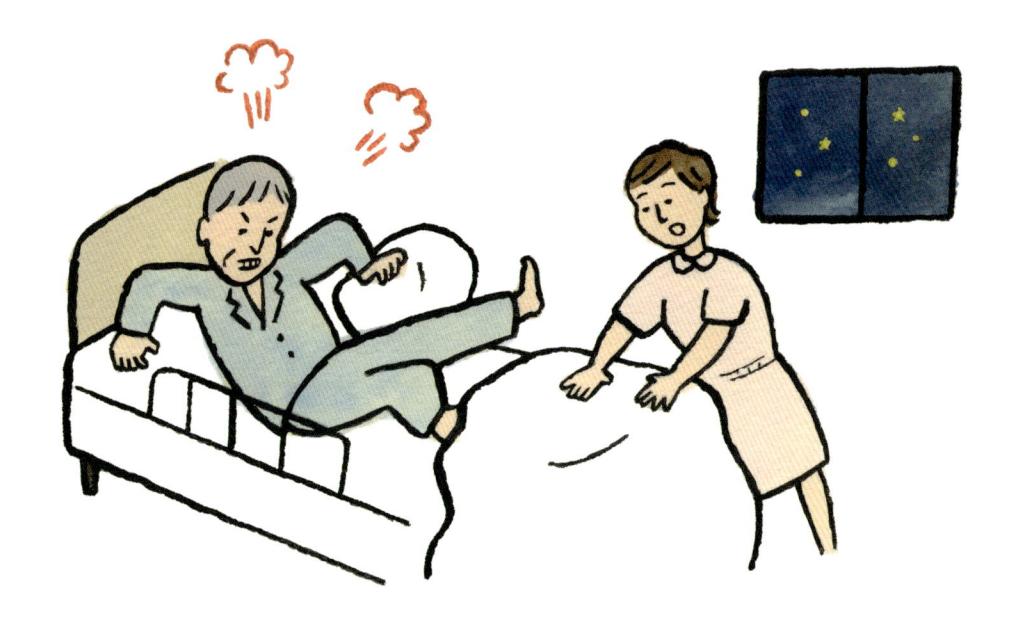

因が取り除けるかによって異なります。

興奮の理由を明確化する

　例えば、患者が朝、鎮静を中断したのをきっかけに、気管チューブに手を伸ばして引き抜こうとしているとします。
　この場合、片方の手で患者の手を握り、もう一方の手を患者の胸の上に置き、体幹を押さえ危険を回避します。そして、名前を呼びかけ、注意を看護師に向けます。視線を向けるようであれば患者の興奮の理由を明確化できる可能性があります。

　この方法は"そわそわ落ち着かない"程度の患者では効果が得られる場合も多いのですが、気管チューブを必死に抜こうとしている患者の場合には、全く視線が向けられず、反応が見られない場合もあります。
　そこで、次にとる手段は、患者の体験を推し量り、興奮している原因を推

測して確認するという方法です。視線が合う患者の場合にはこの方法は比較的容易に行えます。視線が合わない患者の場合でも、うまく当てられれば、それをきっかけにコンタクトが取れて落ち着かせることができます。

　それでも興奮が鎮まらず、さらに激しくなってくるようであれば、医師に鎮静の指示を確認するか、指示薬を投与することも必要になります。

具体的なやり取りをみてみると

> **事例**
>
> **術後の痛みが原因で興奮していた患者**
>
> 　術後半覚醒の状態でICUに入室した患者が開眼すると同時に手足をばたつかせて激しく動き出しました。その動きの激しさは、医師・看護師数名が手足と体幹を押さえなければ安全を確保できないほどでした。名前を呼びかけても反応はなく、動きが収まる気配はありません。そして、覚醒途中の混乱状態だと考え、手術が無事に終了したことや今は安静にしてほしいことを伝えましたがこれにも全く効果が得られませんでした。
>
> 　そこで術後であるということはもしかしたら痛みがあるのでは、と思いつき「痛い？」と問いかけてみたところ、ぴたっと動きが収まり「痛いんですか？」との問いにうなずいたのです。そして「痛み止めを使いますね」と伝えると閉眼したままうなずき、動きが落ち着きました。そこにいた医師・看護師全員に患者の興奮の原因が理解でき、すぐに鎮痛薬が投与されました。その後は、激しい動きをすることなく全覚醒しましたが、患者には興奮した時の記憶はありませんでした。

患者の状況・苦痛を理解する

　興奮している患者の場合には、原因を明確化し、取り除くのであれば速やかに取り除くことがとても重要です。しかし、取り除ける原因ばかりではありません。原因が取り除けないのであれば、状況を理解し、苦痛を緩和す

るためのケアで対応できるかどうかを試みます。それも無理でなおかつ危険な行動が繰り返される状況では、患者の安全を守り、苦痛を緩和するためにも医師に鎮静の指示を確認します。

また、原因を明確化する上で、人工呼吸器装着や気管切開などで発声できない患者で、筆談や口唇の動きなどから読みとれない場合には、原因を推察し問いかけるしかありません。そのため、患者の背景や経過などを知っておくことが有用です。他に、患者の体験に関する研究なども参考にできます。

ICUに入室した患者の体験に関する文献を基に、患者の心身の苦痛についてまとめました。

ICU入室患者の心身の苦痛

身体的苦痛
- 疼痛
- 挿管の痛み
- 挿管についての不安
- 喉が詰まった感覚
- 十分な空気が吸えない感覚
- 身体拘束
- 騒音による不眠
- 話すことができない

精神的苦痛
- 緊張あるいは不安
- 憂うつあるいは悲観
- 恐怖
- 何か良くないことが起こるかもしれないという不安
- セルフコントロールの欠如
- 状況と処置についての理解不足

活気がない、うとうとしている

例えば……●日中も閉眼して過ごすことが多い　●要望を聞いても返答しない　など

活気がない、うとうとしている患者の場合は、
疲弊している状態と考えられます。
無理に覚醒を促したり、励まして元気づけようとしたり
するのではなく、患者へのねぎらいや共感の姿勢をもち、
休息の取り方を調整するような関わりを心がけましょう。

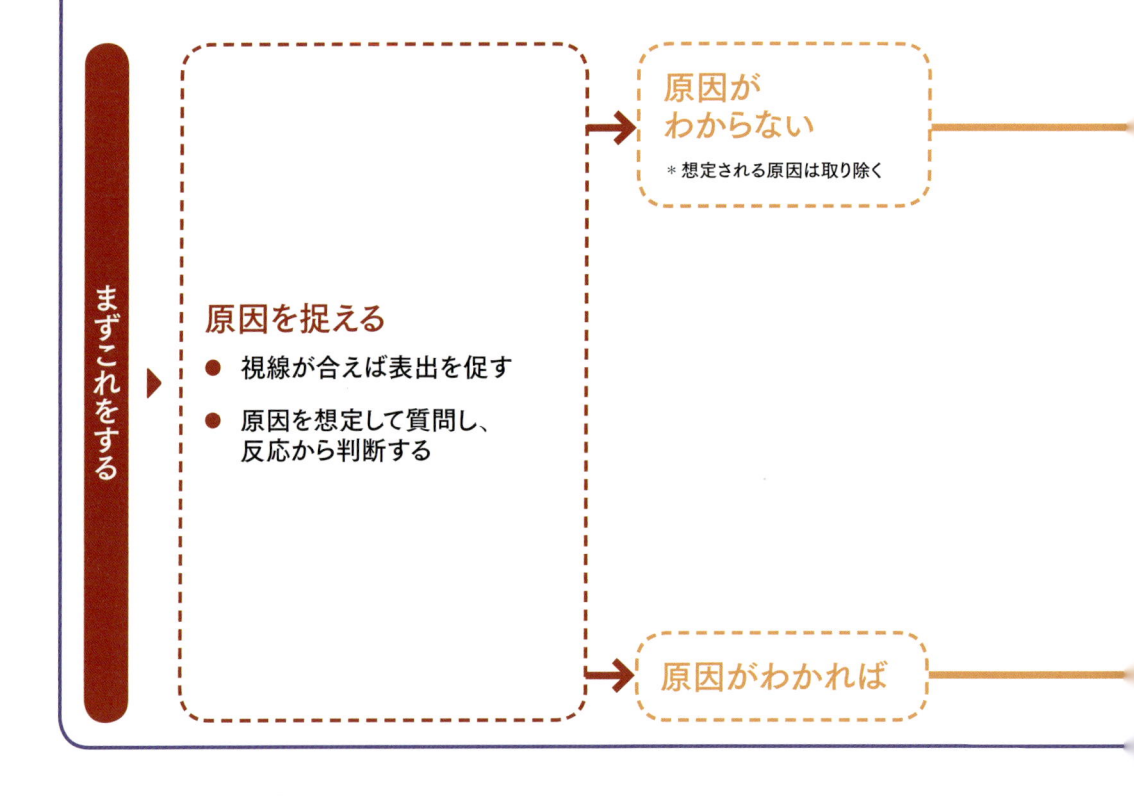

まずこれをする ▶

原因を捉える
- 視線が合えば表出を促す
- 原因を想定して質問し、反応から判断する

→ **原因がわからない**
＊想定される原因は取り除く

→ **原因がわかれば**

対応の目標
- 話しかけに応じ、返答が得られる
- 日中、覚醒して穏やかな表情で過ごせる時間が増える

やってはいけない
- 「夜眠れなくなるから起きていましょうね」、
「今はお昼ですよ、起きてテレビ見ましょうね」と強制的に覚醒を促す
- 「元気出して、がんばりましょう」などと一方的に励ます

- 患者の要望や感じ方を問いかけながら心地よく過ごせるように調整する
  掛け物や寝具
  姿勢
  室温、騒音、照明や採光
  処置のタイミング
- 疲労や倦怠感、眠気への配慮ある言葉をかけ、
  徐々に気分転換を促がす。
  ＊家族からの情報や患者の反応から、患者が穏やかな気分になれるケアを捉える
- 回復してきている部分については、ねぎらいの言葉と
  現状・見通しに関する情報提供をする。

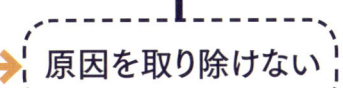

原因を取り除けない

原因を取り除く
- 鎮静剤や睡眠導入剤の投与量と時間の調整
- 苦痛の緩和
  カテーテル類の抜去
  鎮痛
  安静度の緩和
- 不安の解消
  （家族との面会、情報提供など）

活気がない、うとうとしている

> **やってはいけないこと**
> ★ 「夜眠れなくなるから起きていましょうね」と無理に覚醒を促す
> ★ 「そんなこと言わないでがんばって」「もう少しがんばれば管が抜けて楽になりますよ」と安易に励ます

✤ 低活動型のせん妄は疲弊状態と考える

　せん妄の中には一見静かに、穏やかに過ごしているようにみえる低活動型のせん妄があります。こうした患者への対応では、さまざまなストレスによって疲労困憊(こんぱい)の状態であると理解し、関わる必要があります。そのため、むやみに気分転換や活動を促すのは患者にとって負担となる危険性があります。

休息と活動のバランスを取る

　例えば、夜間の睡眠が得られた感覚がないのであれば、日中数時間の睡眠を許容するのは大切です。「夜眠れなくなるから起きていましょうね」というのは、疲弊状態の患者に鞭を打つようなものかもしれません。何か楽しい気分になれるよう、患者の好みを確認し

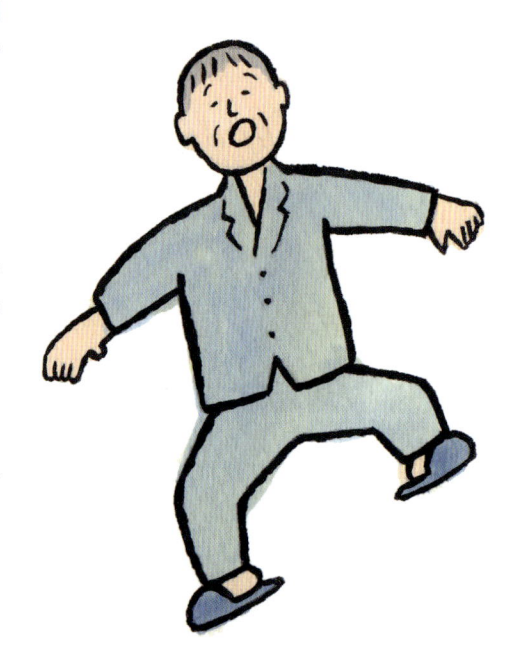

ながら気分転換となるケアを進める方がよいでしょう。

　休息と活動のバランスを取り、少しずつ覚醒して過ごせる時間が延ばせるように、また、悲観的な発言や反応の乏しさが減り、明るい表情がみられるようにケアすることが大切です。

具体的なやり取りをみてみると

事例

散歩を取り入れることで、回復が進んだ患者

　呼吸不全のため人工呼吸器装着中の患者です。日中は鎮静を中断していましたが、ケアの際に声をかけると「助けて、家に連れてって」と口唇の動きで繰り返し表出しました。ケアの最中は眉間に皺をよせ言葉をかけても反応しませんでした。

　この患者の一番の苦痛は、気管チューブでしたが、抜管までには数日かかると推察されました。また、喉の痛みには鎮痛剤を使用していましたが、そうすると眠ってしまい、生活リズムを整えるのは困難な状況でした。そこで、家に帰りたいという気持ちからこの空間にいること自体が苦痛になのではないかと考え、医師と相談し、散歩を取り入れてみました。

　患者はベッドに横になったまま徒手換気されていましたが、外に出たとたん目を開けて周囲を見渡し、表情にはわずかながら安堵がみられました。30分程度の散歩でしたが、患者の変化は明らかでした。数日後には「今日も外に行きましょうね」と話しかけるとうなずくようになり、「それまでの間少し起きて過ごしましょう」と座位を促すとそれにも応じるようになりました。そして開眼して過ごす時間がもてるようになりました。

　そこで、「体力が戻ってきていますね」「呼吸の状態もよくなってきていますよ」「がんばってますね」「疲れたら休みを入れますからね」など患者の反応にかかわらず、ねぎらいや回復を感じられるような言葉をかけていくようにかかわりました。抜管し、発声ができるようになってからもせん妄と判定されましたが、「家につれてって」といった言葉は聞かれませんでした。

見当識障害
（時間・場所・人がわからない）

> **やってはいけないこと**
> ★ 視線を合わせないで声だけで対応する
> ★ 「覚えていませんか？」や「さっきも説明しましたよ」と強い口調で言う
> ★ 日付や人についての誤りをそのままにする（奥さんと呼ばれて返事をするなど）

✤ こんな症状ありませんか？

　ケアやバイタルサインの観察を行う際に、「日付はわかりますか」「入院した時のことは思い出せますか」といった質問をして、見当識の障害の有無を観察します。せん妄で見当識障害を示す患者の言葉はさまざまで、昼間にもかかわらず「もう遅いから家に帰るわ。奥さん、送っていってくれる」と言われたり、場所について確認すると「わかんない」「役場？　そこのカウンターに事務の人がいるでしょ」と返答されたりします。
　また、説明をした際、うなずきながら聞いていても数分後には説明内容を覚えておらず、同じ内容を再度説明すると初めて聞くような表情が見られる場合があります。

✤ 患者への対応

　せん妄患者は、注意や記憶も障害されるため、説明を集中して聞けなかったり、記憶に留めておけなかったりします。認知機能も障害されるため、自分の身に起こっていることを十分に解釈しきれない状態にあります。

そのため、患者と関わる時には、名前を呼び、視線を合わせて話しかけ、注意をこちらに向ける必要があります（視覚障害や聴覚障害がある場合には眼鏡や補聴器などの使用も必要）。その上で、カレンダーや時計を見せながら日時を伝えたり、「これが点滴で今は病院で治療をうけているんですよ」と点滴やドレーンをみせながら治療について説明したりするなどの視覚的な刺激も与え患者が理解しやすいように工夫をします。

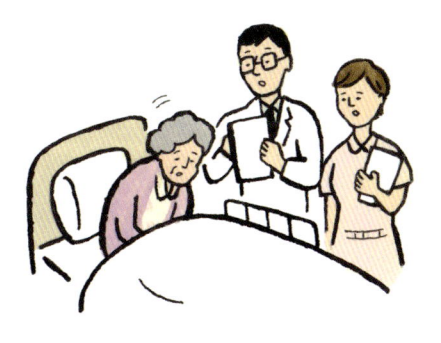

現状認識を促進させる

　見当識は数回の関わりで改善するわけではありません。伝える情報は患者にとって常に新鮮なものであるという点を踏まえて、説明内容を簡略化したり「覚えていませんか？」や「さっきも説明しましたよ」など自尊感情を傷つけるような言葉をかけることは避け、繰り返し丁寧に関わる必要があります。

　昼間は、できるだけ太陽光を部屋に取り入れたり、離床を進めたりし、夜間は睡眠を確保するなど生活リズムを整えるのも見当識を改善する上では重要なケアとなります。一方、見当識が戻ってきている様子が見られる場合には「そうですね、今日は〇日なので、入院してから△日たちますね」など肯定的なフィードバックをするのも、現状認識を促進する重要な関わりです（→ p.77）。

療養生活を支援していく者だと理解してもらう

　落とし穴と感じるのは、看護師だと認識されていない場合もあるという点です。勤務交代時には「看護師の〇〇です。今は夕方の4時です。明日の朝まで担当しますね。よろしくお願いします」と挨拶しますが、「奥さん」「おねえさん」などと呼びかけられて「あれっ？　私を看護師だと思ってないの？」と気づきます。患者が安心して看護をうけるためにも、時間や場所と同様に会話の中に織り交ぜながら、自分は看護師であり療養生活を支援していく者だと理解してもらえるよう関係を作っていく必要があると考えます。

ないものが見える、聴こえる（幻視・錯覚・誤解）

やってはいけないこと

- ★ 理解してもらおうと、しつこく一方的に説明し続ける
- ★ 夜だからと部屋の照明を暗くする
- ★ 患者の話を聞かず「誤解ですよ」の一言で済ませてしまう
- ★ はじめから患者の話を否定する、患者の思いに耳を傾けようとしない

こんな症状はありませんか？

　朝、患者さんに「眠れましたか」と尋ねた際に、モニターのほうを指差し「ほら、パトカーのサイレンがずっとなってたから、眠れないよ。病院だからしかたないね」などと落ち着いた口調で話されることがあります。

　また「ほらっそこに子供がいるじゃない。呼んできて。何で呼んできてくれないの。何で来てくれないのかしら」と怒りや悲しみをあらわす患者もいます。

　こうした幻視や錯覚、誤解を示す患者への対応においては、現実ではない事柄も患者にとっては事実であると認識しておくことが大切です。

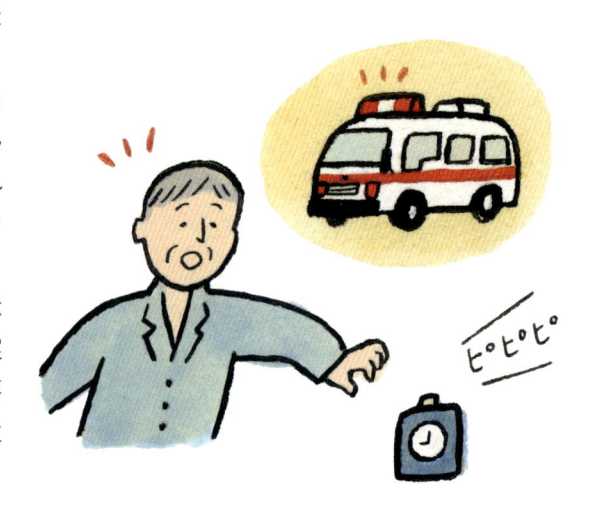

患者への対応

幻視や錯覚、誤解への対応は、
❶肯定しないが、無理に訂正しない
❷患者が現実として体験していることへの理解を示す
ことが大切になります。

感情に寄り添い、根気強く対応する

患者は医療者の反応を敏感に感じ取るものです。時々「調子がいいんだから」「わかったようなこと言って」などと言われ、自分の話を信じているのかどうかを推し量っているのではないかと感じされられることがあります。

そのため、こういう場面では、感情にも寄り添う必要があり、適度な間をとるゆとりや穏やかさをもって接することが大切です。何度でも同じように繰り返し対応する根気強さも必要になります。

具体的なやり取りをみてみると

事例1

大きな注射をされると誤解した患者

急性腹症で入院していた患者で、抜管した日の夜のことです。経過は良好で、消灯前までは少しそわそわしていましたが、その時点ではせん妄ではありませんでした。しかし、静まり返った夜間、急に甲高い声がして病室に入っていくと、何が起きたのかわからないといった表情で看護師が立っており、患者は「おっきな注射器を持って毒を入れようとしてたのよ。あーびっくりした。殺されるんじゃないかと思った」と興奮して話しました。

実際には、胃管を吸引しようとした看護師が50ccのカテーテルチップを

> 手にしているのを見て誤解が生じたようです。患者は、眠れない夜を過ごし、ふと目を開けたら、暗闇に大きな注射器を持った看護師があらわれたので、痛い思いをさせられるのではないか、何かよくないことをされるのではないかと不安を感じていました。
>
> そのため、恐怖や不安の感情を緩和するように、部屋の照明を周囲が見渡せる程度に明るくし、手を握りながら「注射器のようなものを持っているのをみて自分に注射されるんじゃないかと思ったんですね。暗かったですしね。びっくりしましたね。怖かったですか」などと声をかけました。そして、患者からは返答がありませんでしたが、言葉を追加せずに間をおいてから注射はしないので安心して欲しいと伝えました。
>
> 患者は再び「暗いところでこの人が注射しようとしてて、もうびっくりして。何されるのかと思って。変な薬でもいれるんじゃないかと思って」と体験を話しはじめたので傾聴し、話が途切れたところで、カテーテルチップを見せ「注射器にみえますよね。でもこれは注射器ではないんですよ。○○さんに説明しないで薬を入れたりはしませんから安心してくださいね」と説明し、休息を促しました。部屋は患者の要望を聞き明るいままにしていました。また、胃管からは排液も見られない状態であったため、その後は吸引せずに経過をみました。
>
> 結局、朝までうとうとしている程度でまとまった睡眠はとれていませんでしたが、その間、掛け物や姿勢の調整など心地よく過ごせるように援助し、朝には「夕べはびっくりしたわ。急に注射器を持って立ってるんだもん」と話していましたが、表情には落ち着きがみられるようになりました。

❀ 患者の抱える不安や寂しさを汲み取る

　実際には夜間などで、家族が面会に来られない場合もあります。その際には、家族と離れている心細さや不安などの気持ちを汲み取りながら、気分転換や姿勢の調整など心地よい環境を整えるように援助します。幻視、錯覚、誤解への対応の成果は見えにくいのが実状ですが、患者の抱える不安や寂し

> **事例 2**
>
> **一方向を指して手招きを繰り返す患者**
>
> 　急性呼吸不全で入院した人工呼吸器装着中の患者で、鎮静を中断していました。すると、一方向を指して手招きするような仕草をしました。「誰か呼びますか？　先生？」と確認しますが首を横に振り、もしかしてと思い「家族ですか？　娘さん？」と尋ねるとうなずきました。しかし、実際には看護師や医師が往来しているだけで、たたずんでいる人物はありません。「看護師が行き来していますが、娘さんがいるようにみえましたか。今日も娘さんが来てくれるといいですね」と伝えました。しかし、首を横に振って、指を差していました。そこで、現実を認識してもらえるよう患者が指差す場所へ行き、そこから患者のところへ戻って「誰も立っていないようですね」と伝えましたが納得の行かない表情で患者は目をそらしました。
>
> 　そこで、間をおいてから「娘さんに会いたいんですね。面会時間まで待ってみましょうね。少し休みますか。テレビでもみてみますか」と気持ちを汲み取りながら気分転換行動を促がしました。また、掛け物や姿勢で不具合はないかを確認し、心地よく過ごせるよう調整しました。
>
> 　実際に娘が面会に来た際には、タッチングなどを促しながら「娘さん、来てくれてよかったですね。何か話したいことがありますか」など、患者が気持ちを表出できるように、また、家族とのコミュニケーションが取れるように関わりました。患者は、筆談も何とかできる状態ではありましたが、娘の手を握りながら閉眼して過ごし表情は穏やかでした。

さ、猜疑心、恐怖などの感情を安心や心地よさに変えられるようケアすることが大切だと考えます。

　また、興奮状態の患者の場合には、幻視、錯覚、誤解を伴っている場合もあります。興奮の原因を明確化する際には、発想を豊かにして推察する必要があります。

家族にはどのように説明をすればいいか

> **やってはいけないこと**
> ★ 医師と調整せずにせん妄であると家族に説明する
> ★ 家族の都合を確認せずに、付き添いを依頼する
> ★ 面会を躊躇する家族をそのままにする

✦ 普段と違う状況にショックを受ける家族

　患者の症状から、「ぼけてしまった」「いつもは穏やかな人なのに、人が変わってしまった」などショックを受けたり、傷ついたりする家族がいます。

　入院までの経過によっては、本当に脳の器質的な障害が生じている場合もあるため、家族への説明は、医師の診断に基づき行うようにしています。

　状況にもよりますが、まずは医師から説明してもらうよう調整し、その後、同様の内容を看護師からも伝えます。医師からの説明を調整できない時は、事前に医師とせん妄であることを確認し、家族への説明について許可を得ておくようにします。

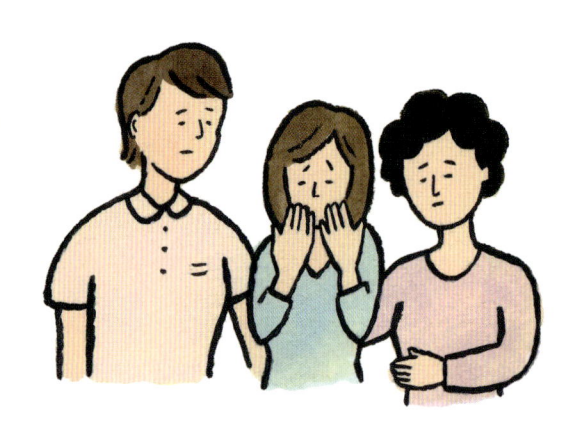

🟣 家族への対応

家族への看護は下記のように行っていきます。
❶情報提供（病状、行われている治療・看護）や思いを傾聴し、家族の不安を軽減する
❷せん妄に対する正しい知識を習得し、患者へのケアに参加できるよう支援する
❸患者との関わり方については、役割モデルとなり、仲介者として互いに意思の疎通が図れるように援助する

患者にとって家族の存在はとても大きい

せん妄ケアにおいては、患者が安心や励み、支えを感じられる家族の存在はとても重要です。

家族は本来の患者を知っているために、その症状から来る発言や行動、感情に戸惑いや不安を感じたりもします。また患者は辛い思いをしているのではないかと心配したり、患者が医師・看護師に迷惑をかけているのではないかと考え、患者をいさめようとしたりする場合もあります。そのため、看護師は家族が患者を理解し、支援できるように関わる必要があります。

🟣 家族への説明

家族への説明は、家族が患者の症状をどのように受け止めているのか、どのような気持ちでいるのかを傾聴しながら行います。

例えば「今は治療や病状などの影響で、考える力や状況を理解する力が弱っていますが、一時的なものなので安心してください。気持ちの面でも、苛立ちや落ち込みがありますが、ご家族が面会に来てくれるだけでも励みや支えになります。私たちも一緒に援助していきます」といったように説明します。

さらに、患者の苦痛をできるだけ緩和するために、鎮痛剤の投与や睡眠の確保、気分転換などの援助をしていくことを伝えます。

患者との関わり方については、患者の発言や行動の意味を家族とともに考

えながら、そこに含まれた患者の要望や不安、思いなどを捉えるようにします。また、家族が患者の行動をいさめたり、幻視や幻聴、誤解を肯定したり、無理に訂正したりしないように患者への対応を実践し、役割モデルを担います（→p.36、77）。

文献
1) 野末聖香，桶山光教，福田紀子：せん妄患者対応マニュアル，Nursing Today，13(11) 7-25，1998.
2) Rotondi AJ, Chelluri L, Sirio C, et al. Patients' Recollections of Stressful experiences while receiving prolonged mechanical ventilation in an intensive care Unit. Critical Care Medicine. 30(4) 746-752, 2007.
3) Novaes MAFP, Aronovich A, Ferraz MB, et al. Stressors in ICU: patients' evaluation. Intensive Care Medicine. (23) 1282-1285, 1997.

これってせん妄？
せん妄の見きわめ・
予測のツボ

せん妄になりやすい人ってどんな人？

直接因子

- **脳神経疾患**
  脳の器質的な病変、てんかん、血管障害、外傷　など
- **熱傷、感染、腫瘍、甲状腺機能亢進あるいは低下、手術侵襲**
- **代謝障害**
  腎不全、肝不全、低血糖、高血糖、電解質異常、高アンモニア血症、脱水、BUNの上昇　など
- **呼吸／循環障害**
  心不全、呼吸不全、低酸素血症、不整脈、ショック　など
- **薬剤**
  アルコール、非ステロイド系抗炎症剤、ステロイド剤の連日投与、抗コリン薬（抗パーキンソン薬）、抗精神病薬、抗腫瘍薬、コカイン／幻覚薬　など

素因
認知症
高齢
脳血管疾患の既往

せん妄の要因

　せん妄の要因は多岐に及びますが、せん妄のなりやすさを示す素因と直接の原因となる直接因子、せん妄のきっかけとなる促進因子に分類することができます。

　せん妄の要因は個々の患者で異なり、多くの場合、複数の要因が存在しています。また、せん妄の要因を特定できない場合も少なくありません。

　せん妄を予防し早期終息させるためには、要因を可能な限り取り除く必要があることから、個々の患者についてせん妄の要因をアセスメントし、ケア計画を立案することが重要です。

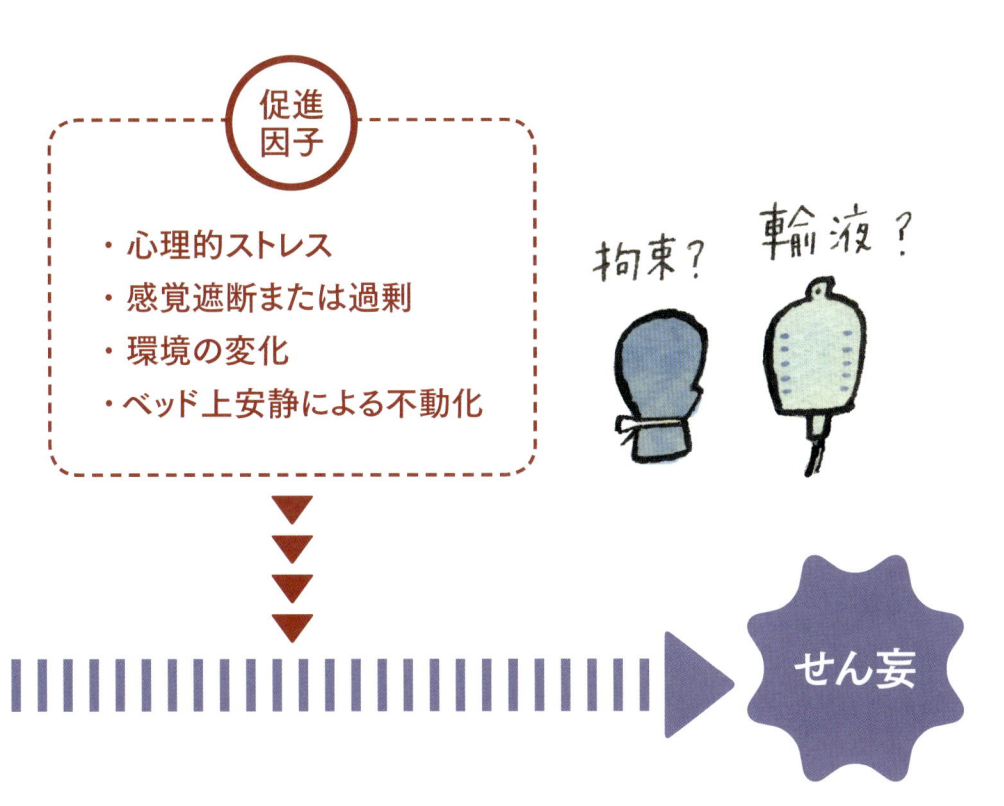

促進因子
- 心理的ストレス
- 感覚遮断または過剰
- 環境の変化
- ベッド上安静による不動化

拘束？　輸液？

→ せん妄

せん妄の
アセスメントツール

❖ せん妄を見落とさないために

　せん妄はしばしば見落とされていることが指摘されており、早期発見やケア効果を評価するためには、ツールを用いたせん妄の評価が必要です。特に、低活動型のせん妄は、一見うとうとして静かであり、処置への拒否もみられないため、見落とされがちです。

　そこで、主なせん妄のアセスメントツールとその特徴を示します。選択に際しては、どのような患者を対象として開発されているか、せん妄をどの程度正しく評価できるものかを吟味した上で、それぞれの特徴を踏まえ試用しながら自施設に合ったものを選択することをお勧めします。

　例えば、CAM-ICU と ICDSC は特に ICU のようなクリティカルケア領域で有用なツールですが、せん妄評価尺度 98 年改訂版や日本語版ニーチャム混乱・錯乱スケールは、一般病棟に入院している患者にも使用可能です。

CAM-ICU
（The Confusion Assessment Method for the Intensive Care Unit）

長所
- ◎アセスメントをしたその時のせん妄の有無を評価できる
- ◎挿管や気管切開で発声できない患者にも使用できる
- ◎評価にかかる時間が短い

短所
- ◎重症度の評価ができない
- ◎患者の協力が必要である
- ◎視聴覚障害がある患者では、評価しにくい（眼鏡や補聴器の装着が必要である）

ICDSC
（Intensive Care Delirium Screening Checklist） → p.86

長所
◎8時間、または24時間以内の情報に基づき、せん妄の有無を評価できる
◎挿管や気管切開で発声できない患者にも使用できる
◎評価にかかる時間が短い
◎患者の協力を必要としない
◎評価者が実際に見た事象以外に、記録や前勤務者の証言などからも判断できる

短所
◎アセスメントをしたその時のせん妄の有無が評価できない

日本語版ニーチャム混乱・錯乱スケール
（J-NCS;The Japanese Version of the NEECHAM Confusion Scale）

長所
◎錯乱・混乱状態の初期・早期の症状を敏感に把握できる
◎通常のケア、特に患者との言語や行動・表情のやり取りの中で観察したことで評価できる
◎患者の協力を必要としない

短所
◎慣れるまでは、各項目の判断基準を確認しながら使用する必要があるので評価に時間を要する

せん妄評価尺度98年改訂版
（DRS;Delirium Rating Scale-R-98）

長所
◎せん妄の有無と重症度の両方を評価できる。診断と重症度の項目が分かれており、点数化して重症度の変化を捉えることができる

短所
◎患者の協力が必要である
◎慣れるまでは、各項目の判断基準を確認しながら使用する必要があるので評価に時間を要する

🟣 アセスメントの頻度

　せん妄の予防・早期発見のためには、日常的にアセスメントを行う必要があり、1日に1回は行うことが望ましいでしょう。入院している全患者に行うことが理想ですが、少なくとも素因を持つハイリスクな患者にはコンスタントに実施するべきです。さらに、患者の状態が変化し、「何か変」と思ったら、再度評価をする必要があります。

　注意点として、ツールによっては患者の状態を的確に評価するために、適切な評価間隔を空ける必要があります。例えば、ICDSC では8時間、または24時間以内の患者の状態を評価するとされています。また、日本語版ニーチャム混乱・錯乱スケールでは最低数時間は患者の経過を観察し、実際に日常生活援助を行い評価するよう推奨されています。
　ツールを用いたせん妄の評価では、対象とする患者に適したものを選択し、ツールの目的や評価方法を正しく理解して活用することが重要です。

何か変とは

- ☐ 行動に落ち着きがなくなった
- ☐ 点滴やドレーンなどが気になり頻繁に触る
- ☐ 時々つじつまの合わない会話になる
- ☐ 話がまとまらず会話がとまってしまうことがある
- ☐ うとうとしていることが多くなった

など、それまで見当識もあり、
会話も正常であった患者の様子が変化し、
いつもと違うと感じた時は、
せん妄を疑い評価する必要があります。

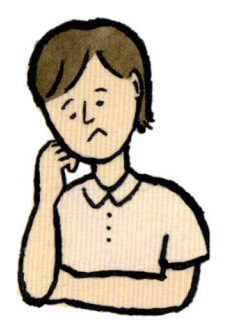

ツールを導入するポイント

　アセスメントツールを用いたせん妄評価の必要性は感じていても、それを導入するには、いくつかの困難に直面します。

　現在の実践に時間的余裕がある施設はおそらく皆無ではないでしょうか。そして、新しくツールを導入するということを負担に感じられ、賛同を得られない場合もあります。

　反発はなくとも、煩忙な日常の中に何かを追加するには、その時間を作るための工夫も必要です。例えば、徐々に対象を広げていくなどの工夫もよいでしょう。

　筆者の施設は、CAM-ICUを使用していますが、初回導入後3年目にはすでに自然消滅の危機にありました。そこで、再度、必要性と測定方法をスタッフに説明し、改善点についてアンケート調査を行い、ファイルのサイズを変更し、ICU入室前のオリエンテーションにせん妄評価についての説明を追加するなどを行いました。また、治療・看護につなげていけるように、ファイルには予防ケアと早期終息に向けたケアを表にしてまとめました。

　それらの工夫の結果、なんとか現場に定着しています。実は、定着した理由はもう1つあります。それは、評価結果の医師との共有です。せん妄ケアでは、病状への対応やカテーテル・チューブの必要性、安静度、鎮痛・鎮静の検討など医師との協働は必要不可欠です。ツールを用いた評価がこうした協働場面において活用されるようになったことで、評価の重要性が高まり定着につながったと感じています。せん妄の評価ツールを導入する際には、医師に理解と協力を求めていくことも成功へのカギになります。

誤ってせん妄と判断しないために

せん妄と決めつけない

せん妄でみられる症状をみると、すぐにせん妄と決めつけてしまっていませんか？

イライラしていたり、怒りっぽかったり、安静が守れず酸素マスクを嫌がったり、チューブやカテーテルを気にして頻繁に触れたりする患者をみて、せん妄ではないかと判断していることはないでしょうか。

実際、こうした行動がみられる患者の中には、せん妄を発症している場合もあります。しかし、それらの行動が本当にせん妄によるものかどうかは、きちんとアセスメントツールを用いて判断することが望まれます。

なぜなら、説明した内容がきちんと伝わっていなくて勘違いしている、あるいは、自分の体力が落ちていることに気づいていない、不快な感覚がありそれをどうにかしたいが看護師に援助を申し出るのは気が引けるという場合もあるからです。

「何か変」には予防ケアを

こうした患者を言葉で表現するなら「せん妄じゃないけど何か変」といった状態で、せん妄予防のケアを積極的に行う必要性が高い状態と捉えられるかもしれません。

患者の安全を守るための観察や環境の調整、ドレーン・カテーテルの固定の工夫、心地よい姿勢や空調の調整などに加え、情報提供や支援を求めるよう伝えていく必要があります。最も大切なのは、行動や発言の意味を理解することです。苦痛や要望があって起こっている行動であれば、それらを取り除く、あるいは満たすケアを行うと危険な行動が繰り返されることは少なくなります。

また、患者の特性、考え方や治療・病状への理解不足などによって起こっているのであれば、患者の意向を十分聞き取り、必要な情報や知識を提供していく必要がありますし、対応のポイントが見えてくる場合もあります。

急性脳機能不全とは

　生体に侵襲（手術や感染、外傷、腎不全など）が加わると、生体防御反応が起こり、サイトカインというメディエーターが放出されます。この反応が過度に起こると生体防御ではなく、重要臓器に障害（多臓器不全）を引き起こします（肺：ARDS、腎：急性腎不全、肝：肝障害・肝不全、心：心不全・ショック、消化管：出血・イレウス、免疫系：感染症、血液凝固線溶系：DIC、中枢神経系：意識障害・せん妄）。

　近年では、せん妄をこうした障害の1つであり「急性脳機能不全」として捉えられるようになっています。

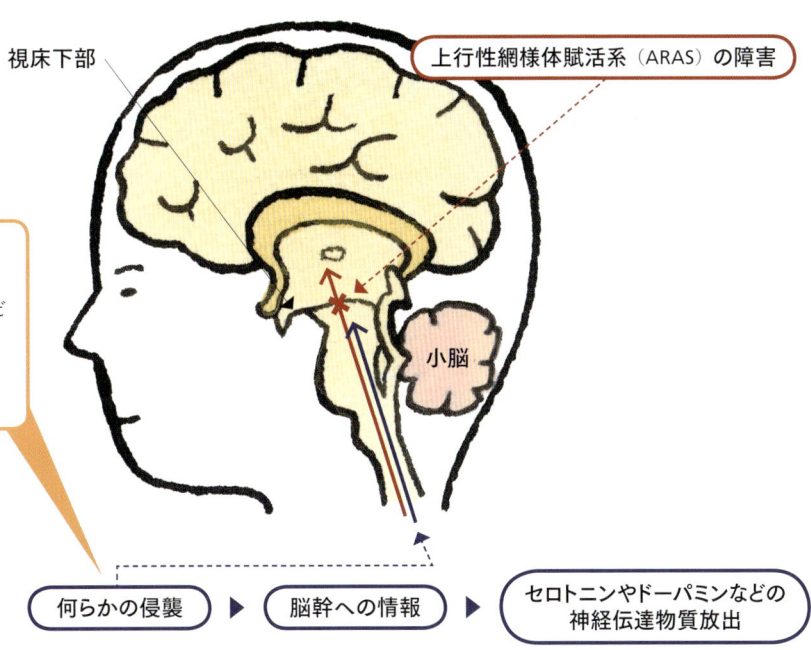

- 視床下部
- 上行性網様体賦活系（ARAS）の障害
- 小脳

身体的障害
痛み、薬物、手術、ショック状態、呼吸困難など

精神的障害
外的要因（騒音など）、睡眠障害、不安など

何らかの侵襲 ▶ 脳幹への情報 ▶ セロトニンやドーパミンなどの神経伝達物質放出

文献
劔持 雄二：意識内容の変化, smartnurse 秋季増刊, やりなおしのバイタルサイン（桑原美弥子編著）, 12. 66-71, メディカ出版, 2010.

せん妄とうつ

精神症状のアセスメント

　せん妄を発症した患者の家族から「ぼけてしまった」「ぼけがひどくなってしまった」と心配の声が聞かれた経験はないでしょうか。せん妄では認知機能の低下が生じるため、高齢者の患者では、しばしば認知症になってしまったと家族から誤解されてしまう場合があります。せん妄と認知症との鑑別については、発症の経過や症状の違いなどいくつかのポイントが示されています（→p.122）。

　せん妄患者で注意が必要なのは、認知症だけではありません。他の精神障害の存在についてもアセスメントする必要があります。特に、うつ病は、抑うつ気分や不安・焦燥、精神活動の低下、食欲低下、不眠症などを特徴とする気分障害の一種で、低活動型せん妄と症状が類似しています。しかし、うつとの鑑別については、認知症との鑑別のように明確な違いを見出すのは難しく、専門的な知識と経験が必要です。そのため、せん妄に対する薬物療法（→p.20）と同様に精神科医の介入へつなげていくことが重要となります。

低活動型せん妄とうつ

　看護師は、患者の異変に気づく機会が多い立場にあります。ツールを用いたせん妄評価では、せん妄なしと判断できたのに、「以前の患者とは違う」「何か変」と感じた際には、医師へ報告し、家族を含めて対応を検討することが重要です。

　CAM-ICUではせん妄なしと判断でき、日本語版ニーチャム混乱・錯乱ス

ケールでも26点で混乱錯乱状態ではないと判断できた患者のケースですが、一点を見つめて何かをつぶやいているような時があったり、自発的な動きが少なく、要望も発しない状態であったりするなど、「何か変」という印象を受けました。そこで、精神科医の診療を受けることになり、うつの傾向が見られていると診断されたことがあります。この患者は、緊急入院であったため普段の患者がどのような性格であったのか、どのように生活していたのかなど情報が不足していました。あらためて家族からの話を聞いてみると、「入院前から不眠があり、元気がなかった」という情報も得られました。患者は、内服薬の治療が開始され、数日後には表情も穏やかになり、退院前に薬物なしで睡眠が得られるような状態まで回復しました。

　せん妄は、症状、経過などが多様であり、他の精神障害と類似している部分もあります。このケースのように、最終的にせん妄ではないと判断される場合もありますが、低活動型のせん妄と判断された患者の中にはうつが隠れている場合もあります。そのため、せん妄ケアを行って1週間近くたっても不眠や不安、活動低下などの症状が続く場合には、精神科医の介入を医師に提案してみることをお勧めします。

文献

1) 坂本尚典：ICU症候群，術後精神障害－せん妄を中心とした対処法－，真興交易医書出版部，138-156，2003．
2) Marlene Busko: study Identifies ICU admission traits put older patients at risk for delirium. arch inten med 2007 167, 1629-1634
3) josh F Peterson et, al: delirium and motoric subtypes a study of 614 criticaliy ill patients.Aem geriatrics society 2006 54 479-484.
4) American Psychiatric Association(2000)，高橋三郎，大野裕，染矢俊幸 訳：DSM-Ⅳ-TR 精神疾患の分類と診断の手引き，医学書院，2002．
5) 米国精神医学会（1999），日本精神神経学会監訳（2000）：米国精神医学会治療ガイドライン－せん妄，医学書院，2000．
6) 太田喜久子，粟生田友子，南川雅子，他：せん妄状態にある高齢者への看護援助モデル，看護技術，44(11) 79-88，1999．
7) 綿貫成明,竹内登美子,松田好美,他：手術後せん妄のアセスメントおよび看護援助のアルゴリズム（案）開発－腹部・胸部外科における典型的な手術を例として，看護研究，38(7) 23-38，2005．
8) SK Inouye, MD Foreman, LC Mion, et al: Nurses'recognition of delirium and its symptoms: comparision of nurse and researcher ratings, Arch Intern Med, 161(20) 2467-73, 2001.
9) Ely EW, Margolin R, Francis J, et al: Evaluation of delirium in critically ill patients: Validation of the Confusion Assessment Method for the Intensive Care Unit(CAM-ICU), Crit Care Med, 29(7) 1370-1379, 2001.
10) 一瀬邦弘，太田喜久子，堀川直史 監修：せん妄－すぐに見つけて・すぐに対応，第1版，照林社，2002．
11) 卯野木健：簡単にせん妄を評価できるツールは？，EB NURSING，10(4) 31-34，2010．
12) Brenda Truman et al: Monitoring Delirium in Critically Ill Patients, Crit Care Nurs, 23(2), 25-38, 2003.
13) 天野雄一：せん妄の治療，重症集中ケア，9(4) 57-61，2010．

せん妄のケアに
強くなる

安全の確保

POINT
- ベッド周囲の環境を整え、転倒・転落を予防する
- ドレーン・ライン類の整理と、早期抜去を行う
- 計画外抜去を予防する

安全管理のポイント

　せん妄患者は、危険の認識が困難なため、思いもよらない事故が起きる危険性があります。せん妄により、二次的な障害を起こさないために、安全の確保に留意する必要があります。せん妄発症時の安全確保のポイントを表に示します。

転倒・転落を予防する

ベッドから降りるときは必ず医療者を呼ぶようにする

　せん妄を呈した患者の場合、「ベッド柵を下げないと危ない」「足元の障害物をよけないとつまずいてしまう」という考えが及ばなくなります。そのため、ベッド柵に足をかけ、転落してしまったり、無事にベッドから降りられても、ベッド周囲の物につまずいて転倒してしまったりします。

　一人ではベッドから降りないように、降りるときは必ず医療者を呼ぶように十分な説明をします。その際は、ナースコールを手の届くところに置き、場所を患者と一緒に確認します。また、ナースコールを押す練習をしておく

> **せん妄発症時の安全確保**
>
> **❶ 転倒・転落の予防**
> ・ベッド柵を上げる
> ・一人ではベッドから降りない、降りるときはナースコールを押すよう指導する
> ・ナースコールを患者の手の届くところに置く
> ・ベッド周囲の整理・整頓をする
> ・ベッドの高さを低くする
> ・ベッドの周りにマットを敷く
> ・可能であれば、医療者の目の届く場所にベッドを移動する
>
> **❷ ドレーン・ライン類の計画外抜去予防**
> ・固定状況を適宜確認する
> ・点滴ボトルを患者の視界に入らない場所に置く
> ・ドレーンに手が届かないように、タオルで覆う、パジャマや浴衣の中にまとめる
> ・医療者間で、ドレーンやラインの必要性を適宜話し合い、可能な限り早期に抜去する
> ・身体拘束の必要性を検討する（身体拘束中も適宜行い、解除の基準を設ける）

とよいでしょう。

一人で動こうとする患者に対して

　一人で動こうとしていた患者にどうしてナースコールを押さなかったのかと聞くと、「押すところがわからなかった」「ナースコールが見つからなかった」という返事が返ってくることが少なくありません。そのため、あらかじめ患者と一緒に確認し、繰り返し説明することが大切です。

　それでも医療者を呼ばずに動こうとしてしまう場合には、離床センサーを設置したり、医療者の目の届く部屋に移動させます。マンパワーや施設の構造によっては、車椅子に座って、ナースステーションで過ごしてもらう場合もあるかもしれません。その際には他の患者や面会者の目に触れたり、取り残された感覚にならないよう配慮する必要があります。また、家族に付き添っ

てもらえるよう協力を依頼することも場合によっては必要でしょう。

🏷 転びづらい環境を整える

　医療機器のコードを整理する、床は濡れたままにしないようにするなど、転びづらい環境を整えます。また、ベッド周りにマットを敷く、ベッドの高さを一番低くしておく、ベッドではなく畳を敷いて布団に寝てもらうなどの対策も、万が一、転倒や転落をしてしまった場合でも、大きな事故につながらないようにするために必要です。

✦ ドレーンやライン類の計画外抜去を予防する

🏷 なぜ危険行動をするかアセスメントする

　過活動型のせん妄では、ドレーンやライン類を計画外抜去したり、暴れたりといった危険行動が問題になる場合があります。
　患者がそのような行動をするのは、ドレーンやライン類の挿入、身体拘束により、「何かよくないことをされる」「このままでは死んでしまう」と不安や恐怖を感じ、患者自身の思考で、危険を回避しようとしていると理解することもできます。患者の行動によって生じる危険だけでなく、なぜそのような行動をとるのかをアセスメントし、現状を少しずつ、ゆっくりとわかりやすい言葉で説明していく必要があります。

🏷 患者の視界に入れない、手が届かないように調整する

　説明してもなかなか理解が得られず、ドレーンを引っ張ってみたり、点滴ラインをたぐり寄せたりと危険な行為を繰り返す患者もいるでしょう。そのような場合は、患者の興味をそらすことも対策の1つです。人は手に触れる何かがあれば、握りたくもなりますし、引っ張ってみたくもなります。視界に入れば手を伸ばしてみたくもなります。そのため、患者の手が届かないようドレーンやライン類を整理したり、ライン類が患者の視界に入らないように点滴スタンドの位置を調整したりといった工夫をします。

必要性を考える

　また、医療者間で、ドレーンやライン類の必要性を適宜話し合い、可能な限り挿入されているドレーンやライン類を減らすことも大切です。もし、「念のため」という理由で、ドレーンやライン類を挿入しておきたいと医師に言われたならば、計画外抜去のリスクも含めた上でもう一度検討を依頼するといった働きかけも必要でしょう。

身体拘束

　それでも計画外抜去の危険性が問題になるならば、身体拘束もやむを得ないでしょう。その場合は、身体拘束以外に安全を確保するための手段がないことをもう一度確認する必要がありますし、患者や家族への十分な説明と同意を得る必要があります。

　そして忘れてはならないのが、身体拘束自体がせん妄の促進因子となり得るということです。そのため、医師も含めて身体拘束の必要性を話し合い、身体拘束を解除する基準を設けておくことも重要です。

文献
1) 一瀬邦弘，堀川直史，太田喜久子：せん妄すぐに見つけて！すぐに対応！．照林社，2002．
2) 茂呂悦子：せん妄であわてない，せん妄の基礎知識．看護学雑誌，74(10) 6-15，2010．

全身管理

> **POINT**
> - 呼吸音や呼吸パターン、人工呼吸器との同調性などを観察し、正常な酸素化・換気を保持する
> - 水分摂取量や尿量などを観察し、適正な水分バランスを保持する
> - 栄養状態と排泄機能を評価し、適切な経口摂取、経管栄養を行う
> - 血液データに基づき、肝機能・腎機能、電解質や血糖を適正にコントロールする

　せん妄の予防および終息には、せん妄の直接因子である生体の内部環境の乱れを整え、要因を取り除くことが必要です。そのためには、医療機器の管理や薬物の投与などに加え、全身状態を観察し、変化を捉えて早期に対応することが重要になります。

✦ 呼吸を整える

呼吸の観察

　血液ガス分析で、PaO_2 60mmHg は人間の組織が機能するための必要最低限のレベルです。そのため、PaO_2 60mmHg が保てないようならば、酸素吸入が必要になり、酸素吸入下でも PaO_2 60mmHg が保てないようならば、人工呼吸管理が必要になります。

　PaO_2 60mmHg は動脈血酸素飽和度（SaO_2）90％に相当するので、ベッドサ

イドではパルスオキシメーターで経時的に観察し、SpO_2 が低下傾向であれば、早めに医師へ報告する必要があります。

また、$PaCO_2$ が上昇すると、血液 pH が低下し、呼吸性アシドーシスになります。この状態が続くと CO_2 ナルコーシスという状態になり、意識レベルが低下します。$PaCO_2$ の上昇は人工呼吸管理中であればカプノメーターの値を参考にできますが、それ以外の患者の場合は、ベッドサイドで即座に評価できるものがありません。そのため、患者の呼吸回数や呼吸パターン、言動や表情などを観察し、刺激による反応が少なくなるようなら、ただちに医師へ報告します。

酸素マスクの装着と患者の感じる困難

呼吸困難感が強くなると、「苦しくてマスクをつけていられない」と訴え、酸素マスクの装着が困難になる場合があります。酸素マスクがなければさらに呼吸困難感が強くなると予想されるのですが、患者はマスクの圧迫感により呼吸困難感を生じている可能性もあります。

このような場合、酸素マスクの必要性を説明し、装着を促しますが、興奮状態で酸素マスクの装着が困難な場合は、低酸素状態がさらに悪化していると考えられます。マスクを装着することにこだわり過ぎずに、ただちに医師へ報告し、鎮静剤の投与や人工呼吸管理の検討を依頼します。

✦ 循環を整える

血圧の観察

正常な血圧が保持できているかを観察します。血圧は正常値であるのが望ましいのは言うまでもありませんが、血圧には個人差があります。例えば、収縮期血圧が 110mmHg は正常ですが、収縮期血圧 160mmHg で普段過ごしている高血圧患者の場合は、収縮期血圧 110mmHg では脱水や出血などにより循環血液量が減少しているかもしれませんし、発熱により末梢血管が拡張しているのかもしれません。また、投与されている薬剤の影響も考えられます。

血圧の値だけで判断するのではなく、日常的な血圧値や既往歴を把握し、血圧値がどのような状態を反映しているかアセスメントする必要があります。

> **水分バランスの保持**

せん妄患者は、水分補給が必要なことが理解できず、十分な水分摂取ができなかったり、水分制限があるにもかかわらず、その必要性が理解できず、制限を守れなかったりすることがあります。脱水や溢水を防ぐため、適正な水分バランスが保てているか確認します。特に脱水はせん妄の要因にもあげられるため注意しましょう。

どの程度の水分が必要か確認し、水分の摂取状況や排尿の回数、量などを確認していきます。経口摂取が困難な場合であれば、指示通りの確実な輸液の投与を行います。点滴の漏れがないか確認し、ライン類の計画外抜去がないよう確実な固定や整理などを行います。

✦ 栄養を整える

> **必要な栄養量の把握**

患者の必要栄養量を把握し、適正な栄養が投与されているか確認します。必要エネルギー量の算出法を示します。経口摂取が可能であれば、できる限り三度の規則正しい食事摂取ができるよう援助していきます。

せん妄患者の場合は、医療者の「ゆっくり飲むように」「少量ずつ口の中に入れるように」という注意の言葉は、耳に入らないことが多く、一気に口の中に押し込んで、誤嚥をしてしまうといった事故が起こり得ます。

経口摂取時は、必ず付き添い、誤嚥がないか確認していきます。そして、必要時は口腔・気管吸引をただちに行えるような準備も必要です。また、経口摂取中に、周りの医療者の動きが気になったり、音が気になったりして、注意が散漫になることがあります。経口摂取中はテレビやラジオは付けず、医療者が部屋を頻繁に出入りしないなど、落ち着いた環境を整える必要もあるでしょう。

経腸栄養

　病態や治療に伴い経口摂取が不可能な場合は、経腸栄養や、輸液にて栄養の管理を行います。

　近年、生理的な栄養経路であることや、免疫器官である腸管を利用することで、合併症の予防や早期回復につながることから、急性期領域でも早期経管栄養が勧められています。

　経腸栄養を行う場合、問題になるのが、腹痛や悪心・嘔吐、便秘・下痢などの消化管症状の出現です。

　ベッド上安静による不動化や疾患、治療に伴う副作用から、消化管運動が抑制されたり、排便コントロールが適切でないことが原因と考えられます。そのため、経腸栄養時には、30～45度以上のギャッチアップを行い、栄養剤の胃内への停滞を防ぎます。また、栄養剤の種類・投与量・投与速度の調

必要エネルギー算出法

基礎熱量消費量（basal energy expenditure ;BEE）

Harris-Benedictの式

男性：BEE=66.47＋13.75×体重（Kg）＋5.0×身長（cm）－6.75×年齢
女性：BEE=665.1＋9.56×体重（Kg）＋1.85×身長（cm）－4.68×年齢

必要エネルギー（BEE×傷害因子×活動因子）

傷害因子		活動因子	
術後（合併症なし）	1.0	ベッド上臥床	1.20
長管骨骨折	1.15～1.30	起床生活	1.30
癌	1.10～1.30		
腹膜炎、敗血症	1.10～1.30		
重症感染症、多発外傷	1.20～1.04		
多臓器不全	1.20～1.40		
熱傷	1.20～2.20		

亀井有子：クリティカルな患者の栄養障害のアセスメントとベストプラクティス．重症集中ケア，6(0) 19-26，2007 から引用，一部改変

整や、整腸剤・下剤などによる、排便コントロールを積極的に行います。

✦ 代謝を整える

　肝機能・腎機能、電解質バランスや血糖などのコントロールと異常の早期発見が大切です。それぞれの異常時における症状や所見を表に示します。

肝機能・腎機能のコントロール

　肝機能や腎機能に異常があると、倦怠感が強くなったり、意識レベルが低下したりすることがあります。元気がない、傾眠がちであるなどの"いつもとなんとなく違う"という感覚を患者に対して感じたら、バイタルサインや検査データ、尿量や排便の状況などを意識的に観察し、異常を早期に捉える必要があります。

血糖値のコントロール

　血糖値のコントロールも重要です。手術や外傷などの侵襲を受けると、内因性のホルモンの分泌が亢進し血糖値が上昇します。
　糖尿病の既往やステロイド剤が投与されている場合、さらに血糖コントロールが難しくなります。高血糖が遷延すると、創傷の治癒遅延や易感染状態、凝固能の異常など悪影響を及ぼします。そこで血糖値が適正かどうか、定期的な測定と、高血糖や低血糖に関連した症状の出現はないか注意深い観察が必要です。
　せん妄患者では、飲水や食事が必要量摂取できなかったり、逆に必要以上に摂取してしまったりすると血糖値異常をさらに悪化させる危険性もあります。そこで、食事や水分摂取量が適正か確認していきます。

電解質のバランス

　飲水や食事摂取量の他に、輸液や輸血の投与により、電解質異常をきたす場合もあります。輸液の種類や輸血の量、尿量や排便状況などから、電解質

の変動を総合的に見ていく必要があります。また、糖尿病や腎機能・肝機能異常があると電解質異常が起こりやすくなります。

電解質の異常は致死性不整脈を起こす危険性があるため、定期的に血液検査を行い、早期発見に努めます。

代謝異常時の症状・所見

異常	症状・所見
低ナトリウム	多飲 食事量減少（摂取不足による） 嘔吐、下痢、多尿
高ナトリウム	輸液負荷 飲水量の減少
低カリウム	多飲 食事量減少 嘔吐、下痢、多尿
高カリウム	赤血球輸血 尿量減少
腎機能異常	尿量減少、倦怠感、掻痒感
肝機能異常	黄疸
高血糖	多飲、多尿、ケトアシドーシス
低血糖	冷汗、四肢振戦、意識障害

文献
1) 亀井有子：クリティカルな患者の栄養障害のアセスメントとベストプラクティス，重症集中ケア，6(0) 19-26，2007
2) 茂呂悦子：せん妄であわてない，せん妄の基礎知識．看護学雑誌，74(10) 6-15，2010．
3) 一瀬邦弘，堀川直史，太田喜久子：せん妄すぐに見つけて！すぐに対応！．照林社，2002．

苦痛の緩和

> **POINT**
> - 病態や治療によって起こり得る苦痛を予測し、できる限り緩和する
> - 適切な情報を提供し、不安を最小限にする
> - 家族や親しい友人の面会を促し、安心感を与える

　患者は、疼痛、呼吸困難感、倦怠感など、疾患・病態や治療・処置によって生じる身体的苦痛と、予後、家族、経済面などに関する不安や恐怖などの精神的苦痛を感じています。苦痛の持続は、せん妄の促進因子となり、せん妄症状を悪化させる要因にもなります。ここでは、患者はどのような苦痛を体験しているのか、その苦痛に対して医療者はどのようにケアする必要があるかについて述べます。

身体的苦痛の緩和

疼痛はスケールを使って評価、コントロールする

　疼痛はスケールを使って評価し、コントロールする必要があります。スケールはさまざまなものが開発されています。例えば、術後の疼痛を、咳嗽や深呼吸時に疼痛があるかどうかで評価する Prince Henry Score（表）や、人工呼吸管理中の患者の、表情や上肢の動きなどから客観的に疼痛のレベルを評価する BPS（Behavioral Pain Scale）（表）などがあります。対象とする患者や使用する施設の特徴を踏まえて使いやすいスケールを選択しましょう。

経時的に変化を観察し、十分な鎮痛効果が得られるようケアします。薬剤投与する際には種類や量、タイミングなどについてスケールでの変化を指標にアセスメントし、調整します。また、体位変換や呼吸理学療法など、痛みを伴うと予測される処置前にはあらかじめ鎮痛剤を投与し、処置時の苦痛を

Prince Henry Score

定義	スコア
咳をしても痛みなし	0
咳で痛みがあるが深呼吸時にはない	1
深呼吸時に痛みがあるが安静時にはない	2
安静時に何らかの痛みがあるが他の鎮痛薬を欲しない	3
安静時に痛みがあり、さらに鎮痛薬を欲する	4

BPS（Behavioral Pain Scale）　＊言語的コミュニケーションが取れない場合に用いられる

項目	説明	スコア
表情	穏やかな	1
	一部硬い（例えば、まゆが下がっている）	2
	全く硬い（例えば、まぶたを閉じている）	3
	しかめ面	4
上肢	全く動かない	1
	一部曲げている	2
	指を曲げて完全に曲げている	3
	ずっと引っ込めている	4
人工呼吸器との同調性	同調している	1
	時に咳嗽、大部分は呼吸器に同調している	2
	呼吸器とファイティング	3
	呼吸器の調整がきかない	4

最小限にします。

活動と休息のバランスをとる

　疾患や病態、治療・処置により生じる苦痛はさまざまですが、治療や処置は回復を促す上で必要不可欠なものです。そのため苦痛を緩和する上では症状をコントロールして、活動と休息のバランスをとりながら進めていく必要があります。

　例えば肺炎の患者では、呼吸困難感や、痰の喀出による疲労が蓄積しやすくなります。息が苦しいという感覚は、死に直結する恐怖体験となり得ます。そのため、呼吸がしやすい体位調整や、リラクゼーションなどの援助を積極的に行っていきます。

　また、口腔の乾燥を防ぎ、痰の喀出をしやすくするために、含嗽（がんそう）（うがい）を促したり、水分バランスや室内湿度の調整をしたりします。さらに、効果的な呼吸理学療法の実践により、十分な痰の喀出を行い、それ以外の時間は休息ができるようにします。

せん妄に隠された苦痛を予測しケアする

　せん妄患者は、疼痛やドレーン・チューブの違和感といった苦痛体験と、疾患により治療を余儀なくされている現状が結びついていない場合もあります。そのため、患者にとっては、わけのわからない苦痛があり、落ち着きなく動きまわったり、暴れてしまったりといった行動をとってしまうのでしょう。

　このような患者の行動は、せん妄として捉えられ、裏側に隠れている患者の身体的苦痛が見落とされてしまう危険性があります。

　そして、疼痛があるのに鎮痛薬ではなく体動を抑えるための鎮静薬が選択されてしまう、気管チューブの違和感が強いのに抜管が可能か否かの検討をする前に鎮静薬が投与され抜管が遅れてしまう、といったことが起こりやすくなります。そのため、医療者は、せん妄症状のみにとらわれずに、患者の体験し得る身体的苦痛を予測し、ケアしていくことが重要です。

精神的苦痛

正しい情報を伝える

　自分の病態や予後、治療について理解できないことは、患者にとって大きな不安につながります。患者が病態や治療をどのように捉えているのか確認し、正しい情報をわかりやすく説明します。しかし、患者によっては、知りたくない情報もあるかもしれません。そこで、患者の表情や言動などの反応を見ながら、情報の内容や量を考慮する必要があります。また、患者の性格やコーピングスタイルなどの情報を家族・親しい友人から集めておくとよいでしょう。

安心感を与える

　家族はそばにいるだけで患者に安心感をもたらす存在です。せん妄患者では、現状が理解できない不安や、家族と離れている孤独感から、家族に連絡したいと何度も表出したり、大声で家族の名前を呼び続けたりすることがあります。家族や友人など信頼できる人がそばにいることで患者に安心感をもたらすため、ゆっくりと面会ができるよう、面会環境の調整を行います（→p.72）。

　また、患者の不安や緊張が強く、家族も都合上可能であれば付き添いを依頼する場合もあります。その際は、家族へせん妄に対する正しい知識を提供し、家族の不安や負担を最小限にするよう関わっていく必要があります。協力者である家族も看護の対象であることを忘れてはいけません。

　また、ナースコールを何度も押してくる患者もいます。この場合は、頻繁にベッドサイドに行き、次は何時頃来るかまで伝えるようにします。患者が「見守られている」と感じられるように関わることが大切です。

文献
1）伊藤有美：せん妄であわてない，鎮静・鎮痛，看護学雑誌．74(10) 34-36，2010．
2）妙中信之他：人工呼吸中の鎮静のためのガイドライン．人工呼吸，24(2)，2007．
3）竹原歩：せん妄予防，重症化させない看護，せん妄ケアの実践，セルフケアの援助．看護技術，56(8) 743-745，2010．

環境調整

POINT
- 眼鏡や補聴器を使用し、感覚遮断を減らす
- 概日リズムを維持する、睡眠環境を整える
- 家族との面会環境を整え、患者が安心感を得られるようにする

　医療者にとって、病院という環境は日常となっていますが、患者にとっては、非日常的な環境です。そうした環境に身をおくことは、患者にとって大きなストレスとなり、せん妄の促進因子になります。したがって、患者が環境に適応できるようにするためのケアが重要になります。

感覚遮断を減らす

　視覚や聴覚を妨げることがないように、入院時より聴力・視力に障害がないか情報収集を行い、障害がある場合には、補聴器や眼鏡の使用を促していきます。高齢の患者では、補聴器を使用しても、うまく聞き取れない場合があります。その場合は、聞き取りやすい側の耳元で、ゆっくりと低めのトーンで話しかけます。

　また、ベッド上の安静が必要な場合、狭い空間の中で患者の見える景色には限りがあります。病室という非日常的な空間に加え、周囲の環境が把握できないことが不安につながるため、可能ならばヘッドアップを積極的に行い、患者自身が周囲を確認できるようにします。

✦ 睡眠環境の整備をする

　概日リズムを維持するための環境整備が必要です。睡眠を促すための環境整備のポイントを表に示します。

　人間の体内時計は 25 時間周期になっており、朝日を浴びることでリセッ

睡眠を促すための環境整備のポイント

❶ 照明を調整する
1) 夜間の照明は可能な限り落とす。
　①好みの明るさの程度を確認し調整する。
　②夜間やむを得ず診察や医療処置を行う際には、できるだけ静かな声で患者に説明してから明るくし、終了後は休息を促す言葉をかけて速やかに戻す。
2) 昼間は窓からの太陽光を採り入れて室内を明るくする。

❷ 騒音を減らす
1) 適切なモニタの装着とアラーム設定、音量の調整。
　①ノイズが入ったり、電極やプローブが頻繁に外れたりしないよう装着する。
　②アラーム設定は患者の状態に合わせて適宜変更する。
　③音量は可能な限り落とす。
2) 医療機材の運搬や準備・ドアの開閉によって生じる音、足音などを最小限にするよう、個々の医療スタッフが留意する。
3) ベッドサイドでの医療者間の会話を避ける。

❸ 夜間の処置は可能な限り避ける

❹ 室温や掛け物を、患者の要望に応じて適切に調整する

❺ 空気清浄機や空調、消臭剤を活用し臭気を調整する

茂呂悦子他：ICU の環境整備．布宮伸，鶴田良介編集：鎮静・鎮痛 Q & A ──日本呼吸療法医学会のガイドラインを踏まえて．救急・集中治療，21(3-4)，324，2009．より引用一部改変

トされます。また、日光を浴びることは、夜間の睡眠を促すメラトニンの分泌に影響を及ぼすといわれています。そのため、日中はカーテンやブラインドを開けて、可能な限り窓から太陽の光を取り入れ、夜間は照明を落とすなど、昼夜の区別をつける環境作りが重要です。しかし、照明を落としすぎては、夜間の業務に支障が出る場合もありますし、患者が目を覚ました時に、足元が見えず転倒したり、暗闇に不安を感じたりすることもあります。そのため、普段の睡眠環境の情報を得て、患者が好む明るさに調整するといいでしょう。

　また、騒音への配慮も必要です。医療機器のアラーム音や医療者の話し声や足音など、医療者は十分に留意する必要があります。特に音源のわからない音は騒音以外のなにものでもなく、患者は不安や恐怖を感じます。「これは輸液ポンプのアラームの音です。心配はいりませんよ」「巡視の時間なので、騒々しくてすみません。すぐに終わりますね」など、適宜説明し、音への不安を軽減するためのケアも忘れてはいけません。

　さらに、睡眠を阻害しないために、夜間の医療処置はできる限り避けるように調整することも重要です。

❀ 面会の環境を整える

　家族とゆっくり面会できるような環境を整えます。
　具体的には、
- 家族のための椅子を準備し、患者と目線を合わせて会話ができるようにする。
- 面会時間は患者や家族の要望を取り入れる（面会制限はしない）。
- 処置や検査などは面会時間を避けるよう時間調整をする。
- 患者にせん妄症状がある場合には、家族がせん妄について正しい知識が得られるよう、わかりやすく説明する。
- せん妄患者への接し方を説明し、ケアへの参加を促す。

　などを、行っていきます。
　患者は、せん妄で混乱した状態にあるときでも、家族については正しく認

識できていたり、家族の面会時は穏やかな表情を見せたりします。かけがえのない家族との時間は、患者にとって大きな安心感につながります。

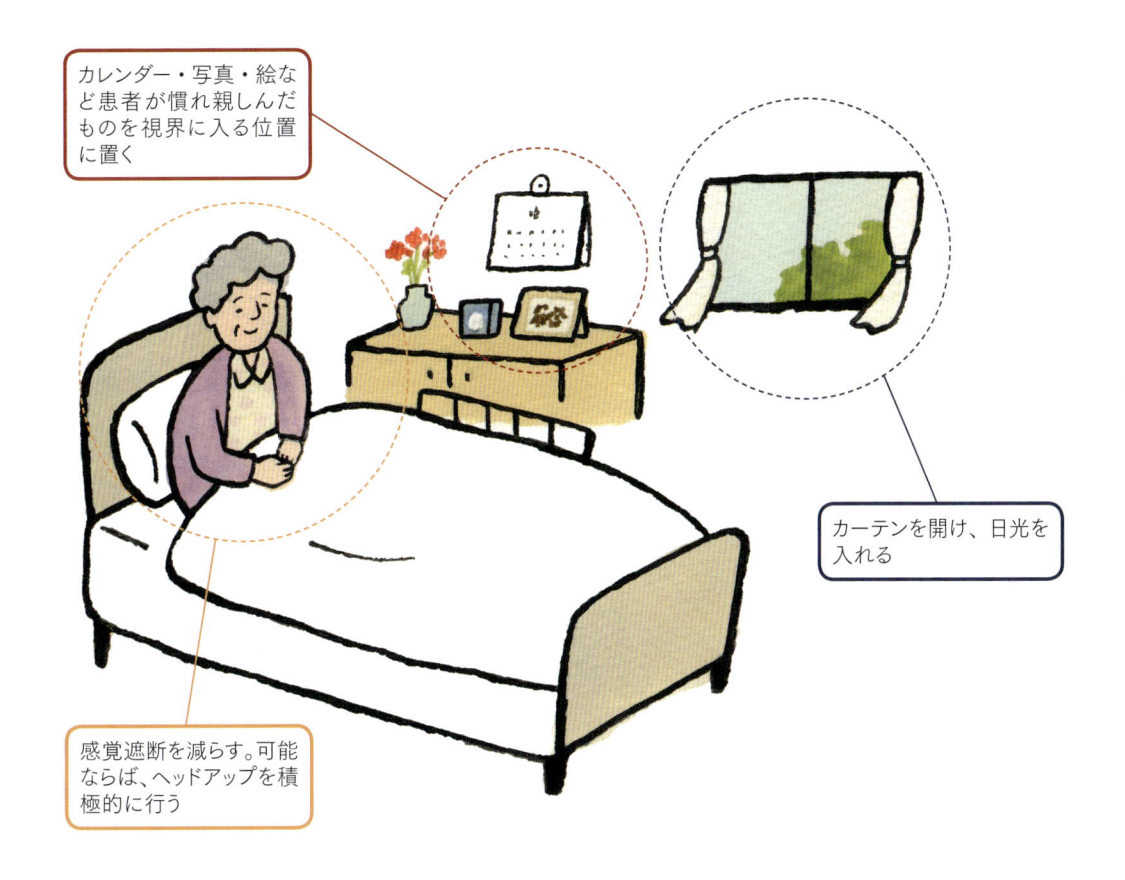

カレンダー・写真・絵など患者が慣れ親しんだものを視界に入る位置に置く

カーテンを開け、日光を入れる

感覚遮断を減らす。可能ならば、ヘッドアップを積極的に行う

文献
1) 茂呂悦子他：ICUの環境整備．布宮伸，鶴田良介編集：鎮静・鎮痛 Q&A ──日本呼吸療法医学会のガイドラインを踏まえて．救急・集中治療，21(3-4) 324，2009．より
2) 茂呂悦子：せん妄の基礎知識，看護学雑誌，74(10) 6-15，2010．
3) 赤沢雪路：せん妄予防，重症化させない看護，せん妄ケアの実践，環境調整．看護技術，56(8) 746-747，2010．
4) 一瀬邦弘，堀川直史，太田喜久子：せん妄すぐに見つけて！すぐに対応！．照林社，2002．

自立の促進

> **POINT**
> - 身の回りのことで患者が自分でできることは行ってもらう
> - 患者に治療や看護への参加を促す

　患者の自立を促すことは、不安の軽減や療養環境への適応を促す上で必要です。また、せん妄患者にとっては現状認知の促進にもつながります。

✦ できることは自分でやってもらう

　ベッド上安静の急性期であっても、できることは自分でやってもらうように促します。例えば、下記のような日常動作です。
・タオルで顔を拭く
・歯磨きをする
・髪をとかす
・ティッシュをとる
・テレビのリモコンを操作する

環境を整える、安全を確保する

　筋力が低下していて、上肢が持ち上がらないような場合は、医療者が上肢を軽く支えたり、オーバーテーブルや枕等に肘をついた状態で、顔を拭いたり歯磨きをしたりしてもらいます。このときに、鏡で自分の姿を見ながら実施してもらうと、清潔行動への関心も高められるでしょう。

また、点滴やドレーン類は邪魔にならないように整理し、ティッシュやテレビのリモコンを患者の要望に合わせて手の届く所に置き、自由に使用できるよう環境を整えます。

　ベッド上の限られた範囲であっても、身の回りのことを少しずつ行うことで、自立や身体機能の回復を感じる機会になり、日常に近づけることもできます。さらに、行為そのものがリハビリテーションにもつながります。
　どうすれば患者が自分で行えるだろうかといった視点からアセスメントし、ケア方法を検討することが重要です。

✤ 可能な限り自分で選択してもらう

　治療や看護への参加を促すことは、患者が自分のおかれている状況をイメージしたり、自分自身の身体や状況をコントロールできているという感覚をもてる機会になります。そして、心身の苦痛緩和や認知機能の刺激となり、せん妄予防につながります。

患者自身の要望を確認する

　筆者の施設では、体位変換の際に必ず「身体の向きを変えましょうか」「姿勢を整えましょうか」「どちら向きがいいですか」など声をかけ、患者の要望を確認しています。些細なことですが、患者がその時の気分や状態などを自ら考えて、どんな体位にするか選択することが大切だと思っています。また、患者が心地よいと感じられる姿勢に調整することにもつながります。
　体位排痰法を実施する際には、説明し理解を得て行いますが、実施のタイミングについては、患者の要望を尊重するようにしています。治療や看護の場面ですべてを患者の要望に合わせて実施するのは難しいですが、患者の理解と要望を尊重するように関わることが重要だと考えます。
　それ以外にも、鎮痛・鎮静剤使用のタイミング、清潔ケア、チューブのとめなおし、吸引などの日常的な処置のタイミングなども、できるだけ患者が

選択に関われるようにしています。

　筆者の施設では、日中鎮静を中断し、夜間のみ持続鎮静をしていますが、こうした関わりを繰り返していくと、次第に「○○時になったら、眠りたい」と患者のほうから要望を表出するようになります。

> **なるべく患者の要望を確認する例**
> ❶ 体位の変換
> ❷ 鎮痛・鎮静剤使用のタイミング
> ❸ 清潔ケア
> ❹ チューブのとめなおし
> ❺ 吸引

現実認知の促進

> **POINT**
> - 見当識を保持するために、時計やカレンダーを見える場所に置く
> - 現実認知を促進するように情報を提供する
> - 治療・看護処置前は、患者へ十分な説明を行い協力を得る

　せん妄の患者は、ほとんどの場合、見当識が障害された状態にあります。見当識障害とは、人や場所、日時など自分が置かれている状況を正しく認知できないということであり、患者は大きな不安を感じています。

　入院時より、現状認知を促進するように関わることが、せん妄予防のために重要であり、せん妄を早期に終息させるためにも欠かせないケアの1つです。

見当識保持へのケア

①日時や場所、入院の経緯などの説明

　カレンダーや時計を患者が見やすい場所に配置し、会話の中でカレンダーや時計を患者と確認しながら、日時や場所、入院の経緯などを説明していきます。

　患者が間違って認識している場合は、すぐさま否定するのではなく、患者の主張を聴いた上で、ゆっくりとした優しい口調で説明し、患者の自尊心を傷つけないような配慮が必要です。

②状況認識、時間感覚の保持
　テレビやラジオなどを利用し、社会の情報を患者自らが得ることで、状況を認識しやすくなるとともに、時間感覚の保持に役立つことが期待できます。

③情報の提供
　病状や、今後の見通しなど、わかりやすい言葉で説明します。必要時は医師に病状説明などを依頼し、患者が正しく現状を理解できるような情報を提供していく必要があります。
　患者に説明をする際、特に体動制限があるような患者に対して、「自分で動いてはいけません」「○○はできません」など、制限を守ってもらうための説明ばかりしてしまいがちですが、これでは患者は抑圧された気持ちになり、ストレスが増強する危険性が高くなってしまいます。「ここまではできます」「○○になったら、この管が抜けます」など、許容範囲や見通しについて説明し、患者が現状を前向きに捉えられるような関わりが重要です。

❈ 治療・看護処置への理解を得るためのケア

　治療・看護処置前は、患者へ十分な説明を行い、協力を得ることが重要です。協力が得られないまま治療・看護処置を行うと、たとえ患者にせん妄症状があり、現実認知が困難な場合であっても、「無理やり何かをされた」という記憶が残り自尊心を傷つけてしまう危険性があります。信頼関係が築けず治療や経過に悪影響を与えることも考えられます。
　治療・看護処置に協力が得られない場合は、なぜいやなのか、拒否する患者の思いを聴き、妥協策を探っていきます。看護師は、患者に寄り添い、「あなたの味方です」「あなたの思いを理解したいと思っています」という姿勢で接することが重要です。
　患者が現状を理解できていないからといって、ごまかしたり、間違いに同調したりせず、正しい現状を少しずつ伝えていきます。
　筆者の経験ですが、患者が間違って認識している場合、患者と一緒に間違

いを確認する作業をすると、納得するまでには至らなくとも、その事柄に固執することはないように思います。

> **ポイント**
> すぐさま否定するのではなく、主張を聞いた上で、ゆっくりと説明する

> **ポイント**
> 患者と一緒に間違いを確認する作業をする

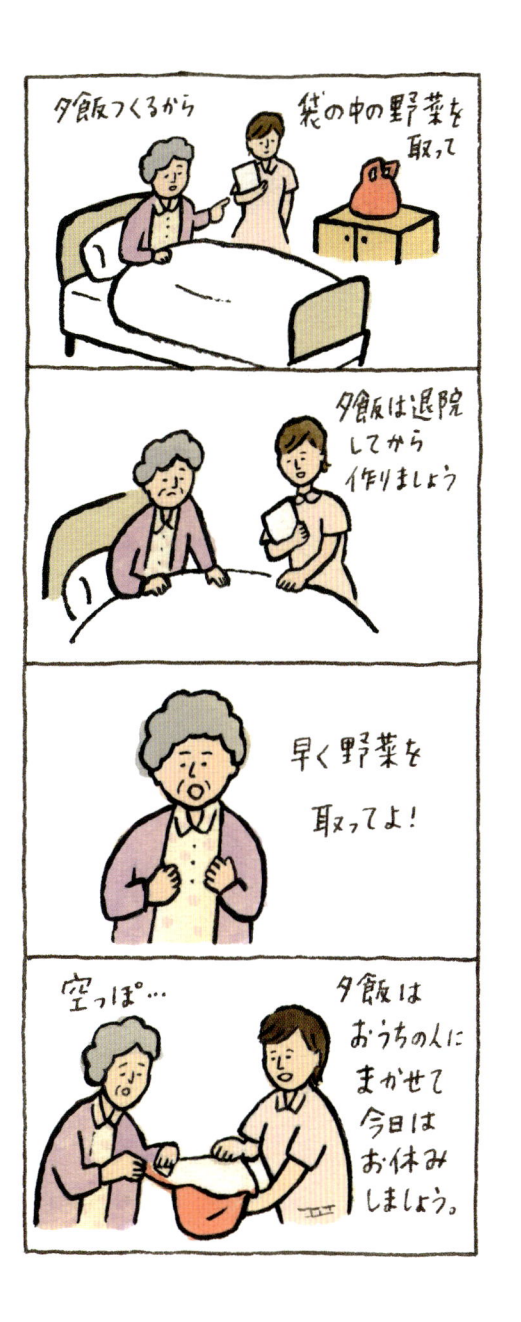

コマ1: 夕飯つくるから／袋の中の野菜を取って

コマ2: 夕飯は退院してから作りましょう

コマ3: 早く野菜を取ってよ！

コマ4: 空っぽ…／夕飯はおうちの人にまかせて今日はお休みしましょう。

リハビリテーション

> **POINT**
> - 患者が楽な体位を見つけられるよう調整する
> - 段階的な離床を、安全に実践する
> - 短時間でも身体拘束を解除し、リハビリテーションの機会を作る

　ベッド上安静による不動化や、それに伴う心理的ストレスは、せん妄の促進因子になります。また、せん妄の発症により鎮静剤の使用や身体拘束を余儀なくされる場合、それに伴う筋力の低下や関節拘縮などが生じ早期回復の妨げになります。そのため、患者ができる限り早期に回復できるように、リハビリテーションの実施が重要になります。

❋ 患者が楽な体位調整をする

　「体位をいくら調整しても患者がすぐに自分で動いてしまい姿勢が崩れてしまう」という経験があると思います。

　患者が自分で体位を変えてしまうのは、その体位が楽な姿勢ではないと推測されます。例えば、腰痛の持病があったり、創痛があるのかもしれません。腰痛や創痛の有無を確認し、マッサージや湿布薬、鎮痛薬の使用の必要性もアセスメントし、患者の望む体位に調

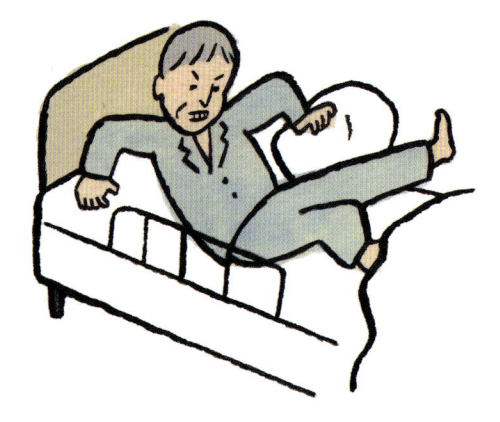

整するようにします。

　また、側臥位をとる場合には、マットレスと体の間に隙間があると、支持面積が減少し苦痛を生じるので、小さな枕を利用して、体の隙間を埋めるように体位を調整するといいでしょう。大切なのは、患者が「楽だ」と感じる体位をできるだけ早期に患者と一緒に見つけ、実践することです。

❖ 段階的な離床をはかる

離床が可能な状態かアセスメントする

　まず離床が可能な状態であるか、アセスメントする必要があります。筆者の施設での離床開始時のチェックポイントを表に示します。離床を安全に進めるために施設内でどのような状態であれば離床を開始するのか話し合っておくとよいでしょう。

離床開始時のチェックポイント

- ☐ **循環動態が安定している**
    - ・安静時収縮期血圧 ≧ 80mmHg、≦ 180mmHg
    - ・安静時脈拍 ≧ 50bpm、≦ 120bpm
- ☐ **重篤な不整脈がない**
- ☐ **呼吸状態が安定している**
    - ・低酸素血症がない
    - ・安静時呼吸回数 ≦ 30 回 / 分
    - ・努力呼吸がない
- ☐ **頭蓋内圧亢進がない**
- ☐ **活動性の出血がない**
- ☐ **疼痛がコントロールされている**
- ☐ **強い疲労感の表出がない**

状態の変化に注意しながら段階的に離床を進める

　離床への介入が可能な場合は、仰臥位から半坐位、坐位、端坐位、立位へと段階的に離床を進めていきます。適度な疲労感は夜間の睡眠を促す効果も期待できますが、循環や呼吸状態に影響を及ぼすほどの疲労が生じてはいけません。そのため、1段階進めたら循環や呼吸状態に変化がないか、疲労はないか等を確認していきます。

　離床による循環動態への影響を評価するには、PRP（Pressure-Rate-Product）の変動を指標にするのもいいでしょう。また、患者の表情や症状の表出にも注意します。過度の疲労感は、離床への意欲の減退につながり、不動化に拍車をかけかねません。そのため、適度な休息を取りつつ、患者の疲労度を評価しながら進めていく必要があります。さらに、患者の離床への意欲を高めるために、今日はどこまで離床を進めるのか、患者と共に決めていきます。達成感は次の離床への意欲を高めますし、自信にもつながります。

PRP（Pressure-Rate-Product）

収縮期血圧 × 心拍数

＊運動前後のPRPの変動が20%以上なら心負荷が増大したと判断する

▶ **離床の流れ**

離床が可能な状態かアセスメントする（表）

注意！
- 各種ドレーンやライン類の計画外抜去
- 転倒
- 転落

⇒ **可能な場合**
仰臥位から半坐位、坐位、端坐位、立位へと段階的に離床を進める

1段階進めるごとにチェック
- 循環・呼吸状態に変化はないか
- 疲労はないか

離床の際の注意点

せん妄を発症した患者の離床を進める場合、注意が必要となるのは、
- 各種ドレーンやライン類の計画外抜去
- 転倒
- 転落

です。患者は現状を正しく認識できていない場合が多いため、驚くような速さで、思いもよらない行動をすることがあります。

そのため、外せるラインは一時的に外しておいたり、ドレーンの固定を強化したり、浴衣やパジャマの中にドレーンをまとめて、患者の手に触れないようにしたりするなどの準備をしておきます。また、医療者が付き添うのはもちろんですが、あらかじめ他のスタッフの業務時間を調整し、いざという時に応援が可能な体制を整えておくことも必要です。

短時間でも身体拘束を解除する

せん妄の場合、患者の安全のためには身体拘束をせざるを得ないケースもあります。しかし、身体拘束は筋力低下や関節拘縮を引き起こすだけでなく、心理的なストレスを増強させ、さらにせん妄症状を悪化させかねません。現実的にはマンパワーの問題もあるとは思いますが、短時間でも医療者が付き添い、身体拘束を外す時間を設けるようにします。ベッド上で手足を自由に動かす時間をつくるだけでも、リハビリテーションのよい機会になりますし、気分転換の促進、ストレスの軽減にもつながると考えます。

文献
1) 道又元裕：重症集中ケアシリーズ①重症患者の全身管理．日総研，2009．
2) 小松由佳：クリティカルな患者の廃用症候群のアセスメントとベストプラクティス．重症集中ケア，6(0) 42-55, 2007.
3) 茂呂悦子：せん妄であわてない，せん妄の基礎知識．看護学雑誌，74(10) 6-15, 2010.
4) 小松由佳：せん妄であわてない，せん妄のアセスメントとケア，リハビリテーション．看護学雑誌，74(10) 24-29, 2010.
5) 一瀬邦弘，堀川直史，太田喜久子：せん妄すぐに見つけて！すぐに対応！．照林社，2002．

不安解消!!
対象・ケース別
せん妄の対応

ケースを解説する上で、本章では ICDSC を使ってせん妄のアセスメントをしています。鎮静の状態を判断するリッチモンド興奮・鎮静スケール（RASS）とともに紹介します。

ICDSC（Intensive Care Delirium Screening Checklist）

このスケールはそれぞれ 8 時間のシフトすべて、あるいは 24 時間以内の情報に基づき完成される明らかな徴候がある＝ 1 ポイント：アセスメント不能、あるいは徴候がない＝ 0 ポイントで評価する、それぞれの項目のスコアを対応する空欄に 0 または 1 で入力する。

1. 意識レベルの変化 （A）反応がないか、（B）何らかの反応を得るために強い刺激を必要とする場合は評価を妨げる重篤な意識障害を示す。もしほとんどの時間（A）昏睡あるいは（B）昏迷状態である場合、ダッシュ（－）を入力し、それ以上評価を行わない。 （C）傾眠あるいは、反応までに軽度ないし中等度の刺激が必要な場合は意識レベルの変化を示し、1 点である。 （D）覚醒、あるいは容易に覚醒する睡眠状態は正常を意味し、0 点である。 （E）過覚醒は意識レベルの異常と捉え、1 点である。	
2. 注意力欠如 会話の理解や指示に従うことが困難。外からの刺激で容易に注意がそらされる。話題を変えることが困難。これらのうちいずれかがあれば 1 点。	
3. 失見当識 時間、場所、人物の明らかな誤認、これらのうちいずれかがあれば 1 点。	
4. 幻覚、妄想、精神障害 臨床症状として、幻覚あるいは幻覚から引き起こされていると思われる行動（例えば、空を掴むような動作）が明らかにある、現実検討能力の総合的な悪化、これらのうちいずれかがあれば 1 点。	

5. 精神運動的な興奮あるいは遅滞 患者自身あるいはスタッフへの危険を予測するために追加の鎮静薬あるいは身体抑制が必要となるような過活動（例えば、静脈ラインを抜く、スタッフをたたく）、活動の低下、あるいは臨床上明らかな精神運動遅滞（遅くなる）、これらのうちいずれかがあれば1点。	
6. 不適切な会話あるいは情緒 不適切な、整理されていない、あるいは一貫性のない会話、出来事や状況にそぐわない感情の表出。これらのうちいずれかがあれば1点。	
7. 睡眠／覚醒サイクルの障害 4時間以下の睡眠。あるいは頻回な夜間覚醒（医療スタッフや大きな音で起きた場合の覚醒を含まない）、ほとんど1日中眠っている、これらのうちいずれかがあれば1点。	
8. 症状の変動 上記の徴候あるいは症状が24時間のなかで変化する（例えば、その勤務帯から別の勤務帯で異なる）場合は1点。	

質問項目に対して「0点」または「1点」の点数をつけて、その合計点が4点以上の場合、せん妄と評価する。
Bergeron N, Dubois MJ, Dumont M, et al.: Intensive Care Delirium Screening Checklist : evaluation of a newscreening tool. Intensive Care Med, 27: 859-864, 2001. Dr. Nicolas Bergeron の許可を得て逆翻訳法を使用し翻訳.
翻訳と評価：卯野木　健，水谷太郎，櫻本秀明

RASS（Richmond Agitation-Sedation Scale）スコア

スコア	用語	説明
+4	戦闘的である	明らかに戦闘的または暴力的である：スタッフへの直接的な危険性がある
+3	非常に興奮している	カテーテルやチューブを引っ張ったり、はずしたりする。または、スタッフに対して攻撃的な行動がある
+2	興奮している	しばしば、非合目的な動きがある。または、患者と人工呼吸器の同調性がない
+1	落ち着きがない	不安や恐れを感じているようにみえるが、攻撃的な、または、危険な動きはない
0	覚醒しており穏やか	
−1	うとうとしている	完全には覚醒していないが、呼びかけに応じて覚醒し（10秒以上）、目を合わせる
−2	軽度鎮静	呼びかけに応じて容易に覚醒し（10秒未満）、目を合わせる
−3	中等度鎮静	呼びかけに応じて身体は動かすが、目を合わせられない
−4	深い鎮静	呼びかけに応じて反応はないが、身体的刺激に対して身体を動かす
−5	応答なし	呼びかけ、または、身体的刺激に対して反応がない

手順
1 患者を観察する。
　患者は覚醒し落ち着いているか？（スコア0）
　患者は不穏や興奮に相当する行動をしているか？
　（スコア＋1〜＋4の判断基準を用いて記述する）

2 患者が覚醒していなければ、大きな声で患者の名前を呼び、目を開けてこちらを見るように指示する。必要な場合、1回だけ行う。
　患者は開眼して目を合わせ、10秒以上持続できる。（スコア－1）
　患者は開眼して目を合わせるが、10秒以上持続できない。（スコア－2）
　患者は呼びかけに反応し、身体を動かすが目を合わせられない。（スコア－3）

3 患者が呼びかけに反応しなければ、肩をゆすったり、さすったりして身体的刺激を与えてみる。
　患者は身体的刺激に対して身体を動かす。（スコア－4）
　患者は呼びかけや身体的刺激に対して反応しない。（スコア－5）

※ RASSは、鎮静薬の投与量を適切に調整するために用いられるアセスメントツール。このツールは、鎮静状態だけでなく、不穏や興奮状態も4段階で細やかに評価できることが、これまでのアセスメントツールにはない利点とされている。

（茂呂悦子訳、Sessler,C.N.,Gosnell,M.S. Grap,M.J.,et al.(2008) The Richmond Agitaion-Sedation Scale：validity and reliability in adult intensive are unit patients. American Journal Respiratory and Critical Care Medicine, 166(10)：1338-1344.2002. Ⓒ 2008 American Thoracic Society)
池松裕子 編：クリティカルケア看護論, ヌーヴェルヒロカワ, 2010 より引用

事例1 術後患者のせん妄

70歳代の男性。5年前に十二指腸潰瘍の既往あり。2～3日前から空腹時の腹痛あり。腸穿孔のため緊急入院・手術を受け、術後ICUへ入室となった。

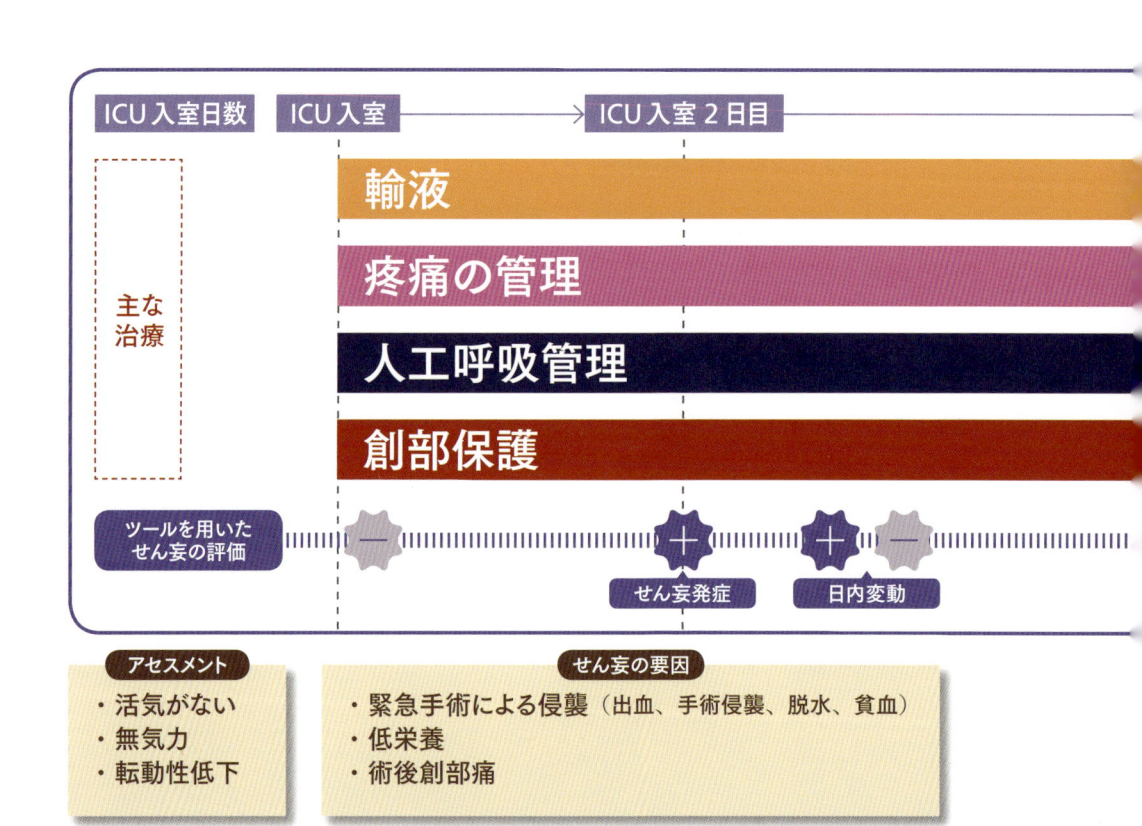

ICU入室日数	ICU入室	ICU入室2日目
主な治療	輸液 / 疼痛の管理 / 人工呼吸管理 / 創部保護	
ツールを用いたせん妄の評価	−	＋（せん妄発症） ＋（日内変動） −

アセスメント
・活気がない
・無気力
・転動性低下

せん妄の要因
・緊急手術による侵襲（出血、手術侵襲、脱水、貧血）
・低栄養
・術後創部痛

> **手術データ**
> **手術時間**：4時間42分
> **麻酔時間**：5時間23分
> **術中出血量**：628mL
> **術中輸液**：1500mL、5%アルブミン500mL
> 　尿量400mL 経鼻胃管挿入。傍結腸溝と膀胱直腸窩にドレーンが挿入された

術後、ICU管理となり、人工呼吸管理されている。
術後2日目、持続的に鎮静と鎮痛の管理をしていたが、日中から夕方の記録では「意思疎通が取れる」「ときどき苦痛表情あり」と記載されていた。夜間になると患者の体動は乏しく、声をかけても反応が鈍く傾眠傾向だった。

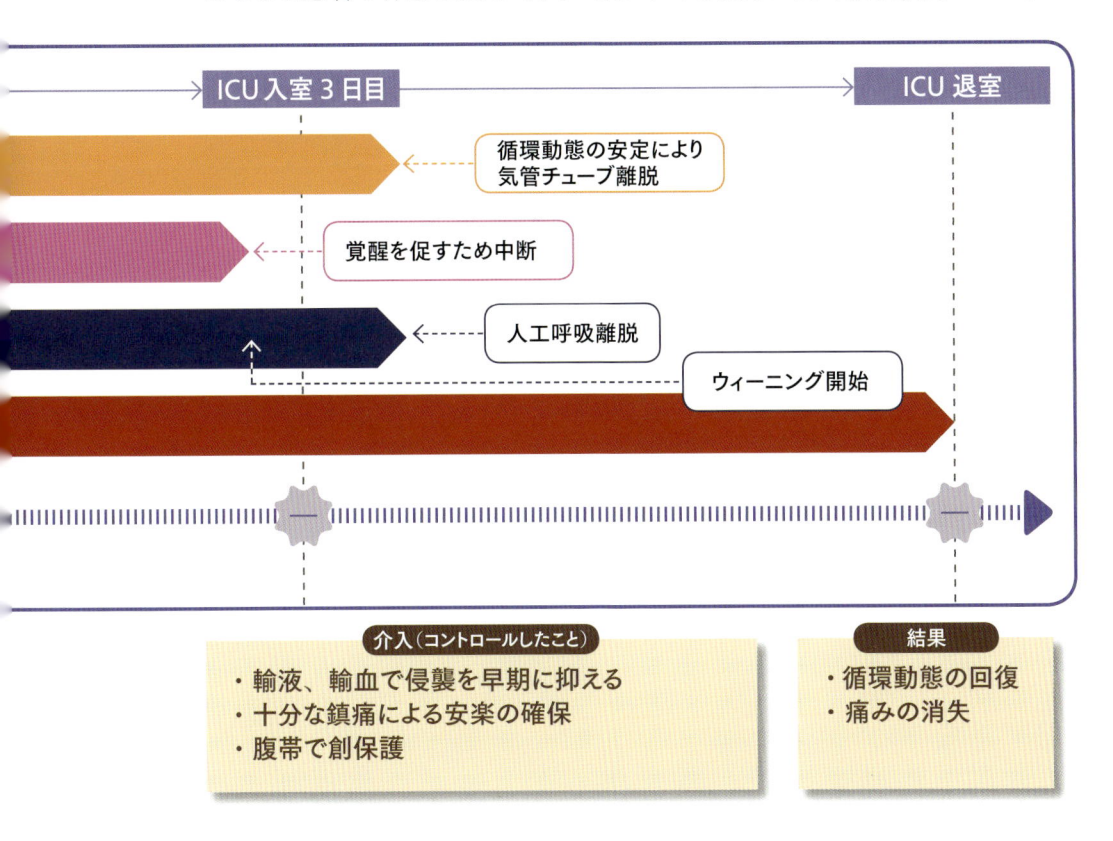

ICU入室3日目 → **ICU退室**

- 循環動態の安定により気管チューブ離脱
- 覚醒を促すため中断
- 人工呼吸離脱
- ウィーニング開始

介入（コントロールしたこと）
・輸液、輸血で侵襲を早期に抑える
・十分な鎮痛による安楽の確保
・腹帯で創保護

結果
・循環動態の回復
・痛みの消失

> **患者データ**
> **鎮静・鎮痛**：鎮静（プロポフォール）と鎮痛（フェンタニル）の管理をしていたが、持続的鎮痛・鎮静を中断、覚醒を促し、PSV（pressure support ventilation：自発呼吸モード）− FiO_2 0.4 PS7 cmH_2O、PEEP5cmH_2O、ウィーニング開始となった。
> **バイタルサイン**：血圧 86/40mmHg、脈拍 90 〜 100 回/分、呼吸数 30 回/分、体温 37.3℃、尿量 30mL/h　濃縮尿
> **検査データ**：血液ガスは pH7.412、$PCO_2$28mmHg、$PO_2$98mmHg、HCO_3^- 21nEg/L、BE-4
> 血算は WBC9800/μL、RBC302×10^4/μL、Hb8.6g/dL、Ht28.2%、PLT12×10^4/μL
> 生化 TP5.1g/dL、Alb 2.4g/dL、AST 38IU/L、ALT 40IU/L、ALP 302IU/L、T-Bil 2.0mg/dL、CRP5.0mg/dL
> **水分出納、脱水や溢水の指標**：
> ・胸部レントゲン：肺炎像・肺うっ血像なし。
> ・CVC から維持輸液（ソリタ T3）が 100mL/ 時で投与されていたが、尿量は 20mL/ 時程度で水分出納はプラスバランスで経過した。
> **重症度スコア**：SAPS II 69

✦ せん妄の評価

　患者は、活気がない、無気力、転動性低下など、低活動型のせん妄症状がありました。
　ICDSC は 4 点で、せん妄と判定されました。

✦ せん妄の要因

・緊急手術による侵襲
・低栄養
・術後創部痛

✦ 介入と経過

循環動態の保持

　まず、術後血管内の脱水を疑い、医師の指示で輸液負荷と濃厚赤血球 4 単位を投与し、循環動態の保持に努めました。

術後3日目には、血圧100/50mmHg、脈拍80〜90回/分、尿量50mL/時、清尿で、循環動態が安定するようになり、人工呼吸離脱、気管チューブは抜去されました。

疼痛の管理

　少しの体動でも苦痛顔貌があり、術後痛などのストレスで無気力となっており、医療者と積極的なコミュニケーションを図ることが困難となっているのではないかと推測しました。
　まずは、医師の指示により硬膜外から鎮痛薬（フェンタニル®）の持続投与を正確に行い、NSAIDsのロピオン®臨時投与を患者の訴えに応じ行いました。
　その後、患者からは、はっきりと「傷の痛みはない」と表現され、ベッドから降りて車椅子まで離床することができました。

創部の保護

　さらに、患者は大柄で創部を保護する腹帯が容易にズレてしまうため、頻繁に腹帯を締め直して、創部を保護できるように努めました。
　ICDSC2点でせん妄なしと判定されました。

解説　術後せん妄

◆ 手術による生体侵襲

　手術による生体侵襲により、生体内は過剰なストレス反応を示します。そのストレス反応は、全身の臓器に悪影響を与えることがありますが、脳にも悪影響を及ぼすことがあり、急性脳機能不全（acute brain disfunction）とされ、せん妄症状として捉えることができます（→p.51）。

侵襲時に認められる臓器障害

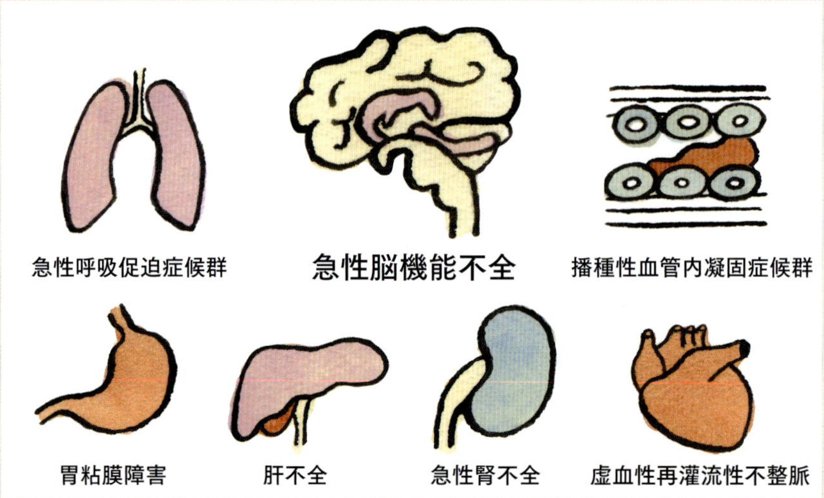

- 急性呼吸促迫症候群
- 急性脳機能不全
- 播種性血管内凝固症候群
- 胃粘膜障害
- 肝不全
- 急性腎不全
- 虚血性再灌流性不整脈

　急性脳機能不全とは、脳の器質的な変化ではなく、神経伝達物質（ノルアドレナリン、ドパミン、セロトニン、GABAなど）のバランスが崩れた状態です。

　そのため、術前から術中にかけて、どのくらいの侵襲を受けて、術後もその侵襲は続いているのか、侵襲を最小に抑えることができているのか積極的に考えなくてはいけません。

　手術によってもたらされる侵襲の具体的内容は、表のように多くの因子が含まれます。

患者への影響を与える手術の要素

- ● 麻酔
- ● 手術内容
- ● 手術時間
- ● 出血
- ● 輸血
- ● 臓器損傷
- ● 経鼻胃管やドレーンからの排泄
- ● 絶食

予備能

　侵襲の程度は、患者がもつ予備能によっても大きく左右されます。例えば、高齢、低栄養、脱水、貧血、もともとの臓器機能障害などを有する患者は、予備能が低下していると考えられます。

　本事例も緊急的な手術のため、術前に身体のバランスを整えるような準備（栄養、貧血、脱水の是正など）は全くされていません。術前の患者の予備能も予測困難です。したがって、より迅速な情報収集とせん妄に対するアセスメントが求められます。

まとめ

- 術後の患者は手術侵襲、出血、脱水、貧血などがせん妄を引き起こす要因となる
- 術後せん妄の予防では侵襲からの身体的回復と、疼痛管理を中心とした安楽の確保がケアのポイントとなる

文献
1）道又元裕：過大侵襲を受けた患者の生体反応．クリティカルケア看護学．42-56，医学書院，2008．
2）剱持雄二：意識内容の変化．桑原美弥子編著：やりなおしのバイタルサイン．smart nurse 秋季増刊，12，66-71，2010．

事例2 人工呼吸器装着中の患者のせん妄

50歳代の男性。急性心筋梗塞にて緊急搬送される。
心エコー：EF50％、壁運動：前壁 Akinesis、胸部レントゲンではCTR60％、肺うっ血を認め、心不全による酸素化障害あり。挿管後、血管造影検査施行（LAD ＃ 6 100％の優位狭窄を認め、血栓吸引、ステント留置で0％に改善）、IABP

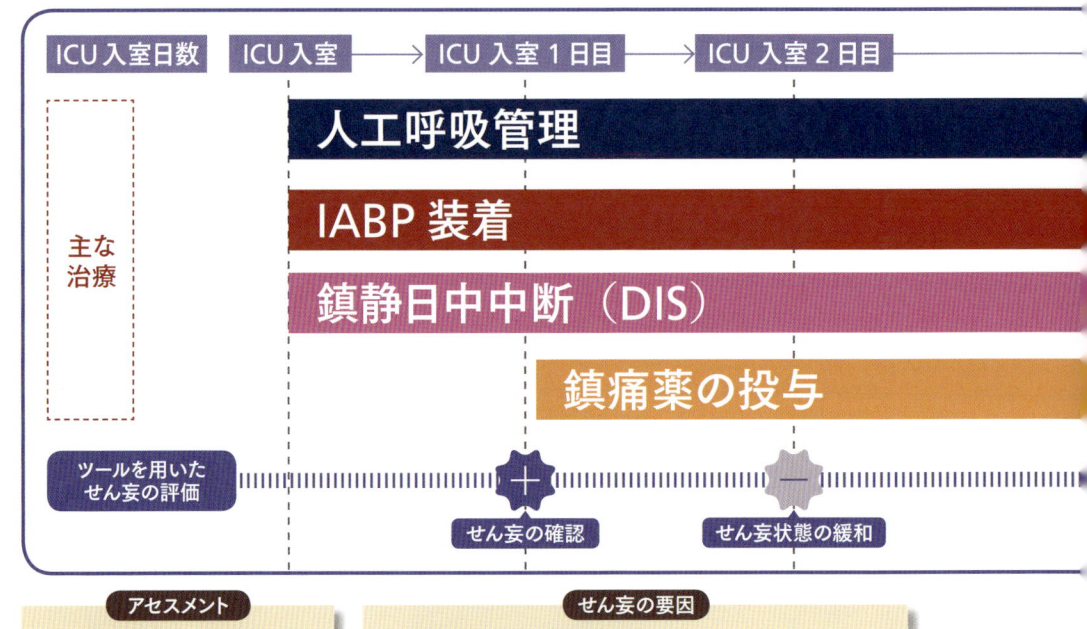

ICU入室日数	ICU入室	ICU入室1日目	ICU入室2日目
主な治療	人工呼吸管理		
	IABP装着		
	鎮静日中中断（DIS）		
		鎮痛薬の投与	
	ツールを用いたせん妄の評価	＋ せん妄の確認	－ せん妄状態の緩和

アセスメント
・刺激に対する反応なし
・不穏動作
・気管チューブ抜去動作

せん妄の要因
・気管チューブの違和感
・身体拘束
・床上安静による活動制限
・症状や状況に関する情報の不足・不安

（intraaortic balloon pumping：大動脈バルーンパンピング）留置し、ICU 入室となる。血圧 86/54mmHg、呼吸回数 15 回/分、脈拍 95 回/分、体温 36.8℃、ドーパミン 5μg/kg/分、ドブタミン 5μg/kg/分、ニトロール 3μg/kg/分、ヘパリン 400 単位/時間投与され、プロポフォール/ミダゾラムにて持続鎮静となる。重症度スコアは SAPS II 24。

ICU 入室 2 日目の血液検査データ

WBC9000/μL、RBC380×10^4/μL、Hb13.2g/dL、Ht36.5%、Plt15×10^4/μL、CK1400IU/L、LDH276IU/L、AST50IU/L、ALT45IU/L、Na137mEq/L、K3.7mEq/L、Cl110mEq/L、BUN15mg/dL、Cr1.06mg/dL、CRP12.0mg/dL、PaO$_2$160mmHg、PaCO$_2$45mmHg、pH7.43、Lac1.0mm/dL

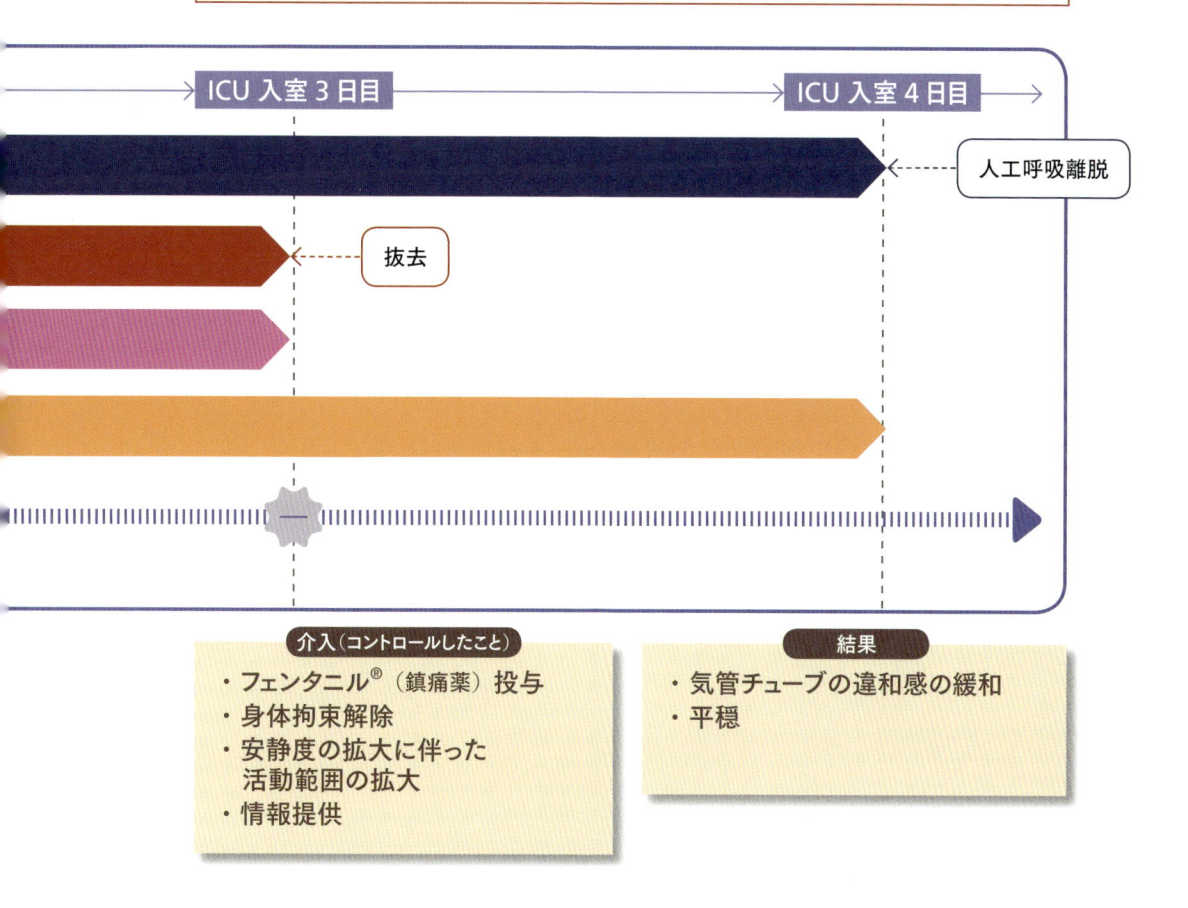

ICU 入室 3 日目 　　　　ICU 入室 4 日目

人工呼吸離脱

抜去

介入（コントロールしたこと）
・フェンタニル®（鎮痛薬）投与
・身体拘束解除
・安静度の拡大に伴った活動範囲の拡大
・情報提供

結果
・気管チューブの違和感の緩和
・平穏

✤ せん妄の評価

　ICU入室2日目、人工呼吸管理（SIMB＋PS：$F_iO_2 0.5$，TV450，PS5cmH$_2$O，PEEP8cmH$_2$O）血圧100/62mmHg、脈拍80回/分、PVC単発6回/分、体温37.3℃、呼吸回数20回/分、末梢冷感軽度なし。プロポフォール/ミダゾラムによる鎮静継続でRASS－4。刺激に対して反応なしであったため、ICDSCでの判定は不可能でした。

　意識の確認のため、日中プロポフォールを中止すると、数分後にRASS－2、開眼、指示動作可となり、次第に手足をごそごそと動かすような不穏動作と、身体拘束（上肢抑制）を外すと気管チューブ抜去動作がありました。患者に文字盤を用いて質問事項を問うと「口…チューブ…」と経口挿管チューブの苦痛を指すような訴えがありました。ICDSCで評価したところ6点でせん妄と判定されました。

✤ せん妄の要因

・気管チューブによる疼痛
・身体拘束
・床上安静による活動制限
・病状や状況に関する情報の不足、不安

✤ 介入と経過

　気管チューブによる疼痛に対しては、医師に報告し、フェンタニル15～20μg/時の投与が開始されました。身体拘束に関しては、そばで付き添える時間はできるだけ外すようにしました。覚醒状態に応じて、心筋梗塞で入院していること、治療をして今は回復に向かっていること、疼痛や身体拘束による苦痛を緩和するよう援助することなどを穏やかに、少しずつ繰り返し伝えました。

フェンタニル開始後、30分位すると患者は平穏となり、付き添っている間身体拘束を外しても、危険な動きはみられなくなりました。さらに、処置やバイタルサイン測定の際に声を掛けると視線を合わせるようになり、説明に対して穏やかな表情でうなずくようになりました。また、心機能の回復は順調であったため、夕方にはIABP抜去となりました。

　夜間は鎮静することになり、開始前にICDSCを判定すると2点でせん妄症状が緩和されていました。

　ICU入室3日目の朝、鎮静中止後覚醒し、文字盤で「新聞…」という訴えがありました。身体拘束を解除し、患者の要望を確認しながら頭部を30度挙上して新聞を提供しました。ICDSCで評価すると2点でせん妄ではないと判定されました。その後も患者は平穏に過ごすようになり、昼過ぎに抜管し翌日ICU退室となりました。

✦ コントロールしたこと

・フェンタニル（鎮痛薬）投与
・身体拘束解除
・安静度の緩和に伴った活動範囲の拡大
・情報提供（病状・現状、看護ケアに関する説明、新聞の提供）

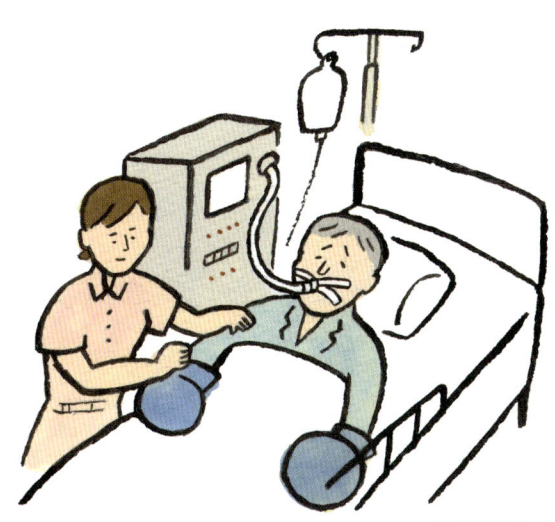

解説 人工呼吸中の患者

人工呼吸中、苦痛や要望などを言葉で表現するのが困難なため、看護師が表情や動作から推察し汲み取ることが重要です。

✦ 鎮痛・鎮静

鎮痛薬による管理

　気管チューブによる違和感や疼痛は、患者の安楽を阻害する因子の1つとされ、人工呼吸中の患者の安楽を確保する手段として鎮痛薬を使用することは必須となっています。また、SCCM（米国集中治療医学会）の鎮痛・鎮静ガイドラインにおいては、人工呼吸中、適切な鎮痛が図れているかを考慮した上で、鎮静を行うことが示されています。

　看護師の独断では、鎮痛薬や鎮静薬の投与をすることはできませんが、あらかじめ決められたプロトコールを準備しておき、それを看護師が遂行することで早い段階から適切な鎮痛・鎮静を図ることができます。

　事例においても、鎮痛で患者の安楽は確保され、精神的安寧が図れたことで患者は、チューブを抜くような危険行動にはしらなくなり、周囲とのコミュニケーションもとれるようになったのではないかと考えます。

非薬物的な鎮痛・鎮静管理

　疼痛に関しては、さまざまなスケールが存在しますが、患者にとってよい鎮痛レベルは、「自制内・我慢できる」ではなく、「疼痛ゼロ」であることを強調したいと思います。

また、薬剤だけに頼りすぎない非薬物的な鎮痛・鎮静管理も重要です。その場合、患者の不安を緩和するための援助が必要です。

　この事例の患者は、日頃から新聞を毎日欠かさず読んでいたため、要望に応じて新聞を提供したことは、日常性を取り戻す感覚を得て安心できたのではないかと考えられました。患者の感じる不安の要因はさまざまですが、もともとの生活背景を把握し、日常性を取り入れたり、効果的なコミュニケーション方法を工夫し、要望を取り入れたケアを実践すると不安の軽減につながります。

✿ ルートの計画外抜去と身体拘束

　人工呼吸中は、多くの場合気管チューブの計画外抜去を予防する目的で身体拘束が必要となります。せん妄では、注意力の欠如や認知機能の低下などから、ルート・チューブの説明をして、一時は理解を得られ安静にしていても、次の瞬間にはチューブを抜去しようとしてしまうなど、身体拘束の必要性は高くなります。しかし、身体拘束自体は患者の安楽を阻害する因子の1つであるだけでなく患者の混乱を誘発し、せん妄を悪化させる危険性もあります。そのため、身体拘束は最終手段と捉えるべきです。

注意力欠如のイメージ

なんだこれ？ ▶ 右手に点滴が入っていますよ。この点滴は…… / あ、点滴ね ▶ あ、点滴ね ▶ なんだこれ？

身体拘束解除の判断基準（ICDSCによる）

　筆者は、ICDSCの第2項目（注意力欠如）が該当するかどうかを、身体拘束を開始するか解除するかの1つの判断基準としています。注意力を調べるには、患者の手を握って、医療者の指示で離手・握手ができるかどうかを調べることで、簡単に判断ができます。

　さらに、ICDSCの第5・6項目のような不穏・ルート抜去動作など過活動を示す項目が該当する場合、気管チューブの計画外抜去のリスクを考慮して介入する必要があります。マンパワーが確保できれば、患者に付き添っておく必要があるでしょう。また、身体拘束を解除した場合においても、看護スタッフの手が患者にすぐ届く位置になくてはなりません。

まとめ

- 人工呼吸中は、言葉で苦痛を表現できないので客観的に患者状態を評価する
- 安楽を保つために、適切な鎮痛・鎮静を行う
- 患者の生活背景を考慮した環境整備など、積極的に非薬物的な介入をする
- あくまでも最終手段だが、ルート類の計画外抜去の恐れがある場合は身体拘束を行う

文献

1）Van de Leur JP, et al: Discomfort and factual recollection in intensive care unit patients. Crit Care, 8:467-473, 2004.
2）Brook AD.et al: Effect of a nursing-implemented sedation protocol on the duration of mechanical ventilation.Crit Care Med;27:2609-2615, 1999.
3）Jacobi .J et al: Clinical practice guidelines for the sustained use of sedatives and analgesics in the critically ill adult. Crit Care Med 30(1) 119-141, 2002.
4）卯野木健他：成人ICU患者においてはどの鎮静スケールが有用か？──文献を用いた４つの鎮静スケールの比較．日本集中治療医学会雑誌，15:179-188，2008．

事例3 敗血症患者のせん妄

60歳代男性。会社員。食道癌術後に縫合不全を合併し、敗血症性ショックの状態となりICUへ入室して人工呼吸器装着となった。入室後15日目、循環動態は安定してきたが、胸水の貯留、酸素化不良、呼吸筋力の低下があり人工呼吸器からの離脱が進まず、気管切開が施行された。また、創部の感染徴候は持続し、入室後7日目から経管栄養が開始されリーナレン®が投与されたが、下痢がみられており低栄養、全身性の浮腫も持続していた。

入室16日目から、人工呼吸器からの離脱、離床を開始した。リハビリへの意欲はあったが、いうことをきかない身体と労作時の呼吸困難感により不安を感じていた。また、気管挿管中で声が出せないため、言いたいことが思い通りに伝わらない焦りがみられ、ストレスフルな状況になっていた。夜間は

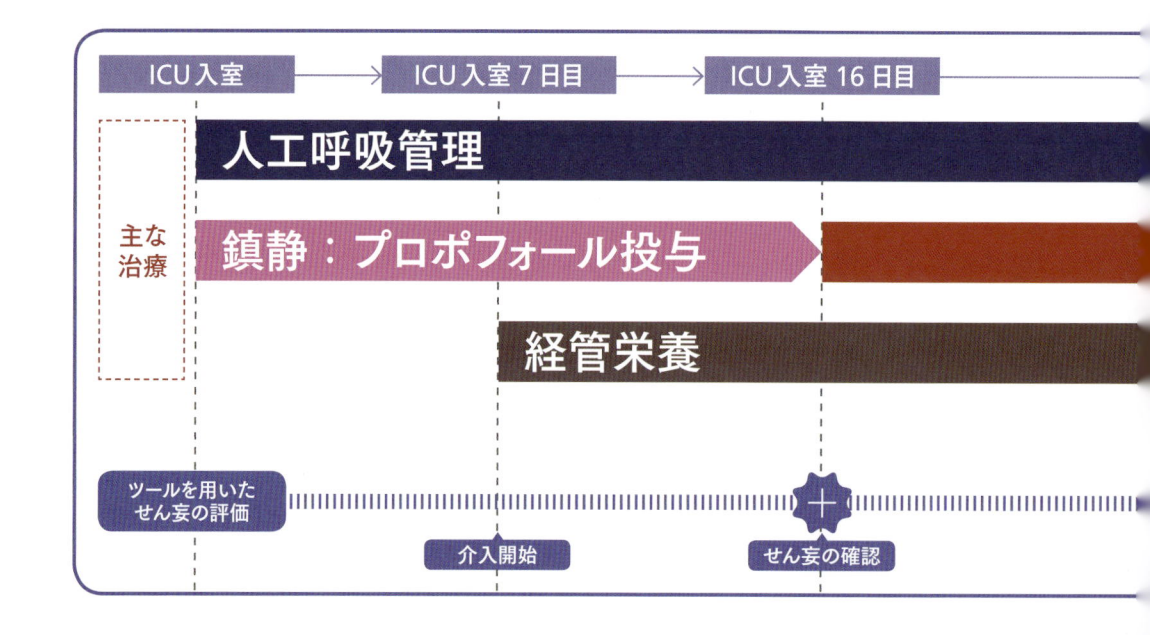

	ICU入室	ICU入室7日目	ICU入室16日目
主な治療	人工呼吸管理		
	鎮静：プロポフォール投与		
		経管栄養	
	ツールを用いたせん妄の評価	介入開始	せん妄の確認

プロポフォールを投与されていたが、入眠できない日が続き、次第に「死にたい」と悲嘆的な言葉が表出されるようになった。そのため、精神科診察を受けプロポフォールから抗不安薬（セルシン®／ロヒプノール®／レスリン®／ベンザリン®）の内服に変更された。その後は、断続的に入眠できるようになったが、入眠できないと、「もっと増量しても大丈夫だから薬がほしい」と強く訴え、看護師から抗不安薬の投与量に制限があることを説明しても納得が得られない日も多々あった。

> **患者データ**
>
> **人工呼吸器設定**：夜間 SIMV モード、日中 PSV モード、F_iO_2 0.55 = 55%、TV 450mL、IMV 6 回/分、PEEP 5cmH$_2$O、PS 6cmH$_2$O
>
> **バイタルサイン**：体温 37.0℃、脈拍 110〜120 回/分、血圧 140/70mmHg、SpO$_2$ 97%（労作時 90%）、《鎮静》プロポフォール〈0〜200mg/20mL/h〉、レスリン 75mg、セルシン 2mg
>
> **検査データ**：CRP 21.093mg/dL、WBC 11300/μL、好中球 85.8%、Hb 8.7g/dL、TP 6.4g/dL、Alb 2.0g/dL、AST 102IU/L、ALT 98IU/L、γ-GTP 90IU/L、アンモニア 98μg/dL、pH7.438、PCO$_2$47.3mmHg、PO$_2$ 93.0mmHg、BE 6.8、HCO$_3^-$ 31.5mEq/L、胸部レントゲン胸水、下葉の無気肺、電解質異常
>
> **意識レベル**：GCS 4/T/6、RASS 0
>
> **重症度スコア**：SAPS II 37

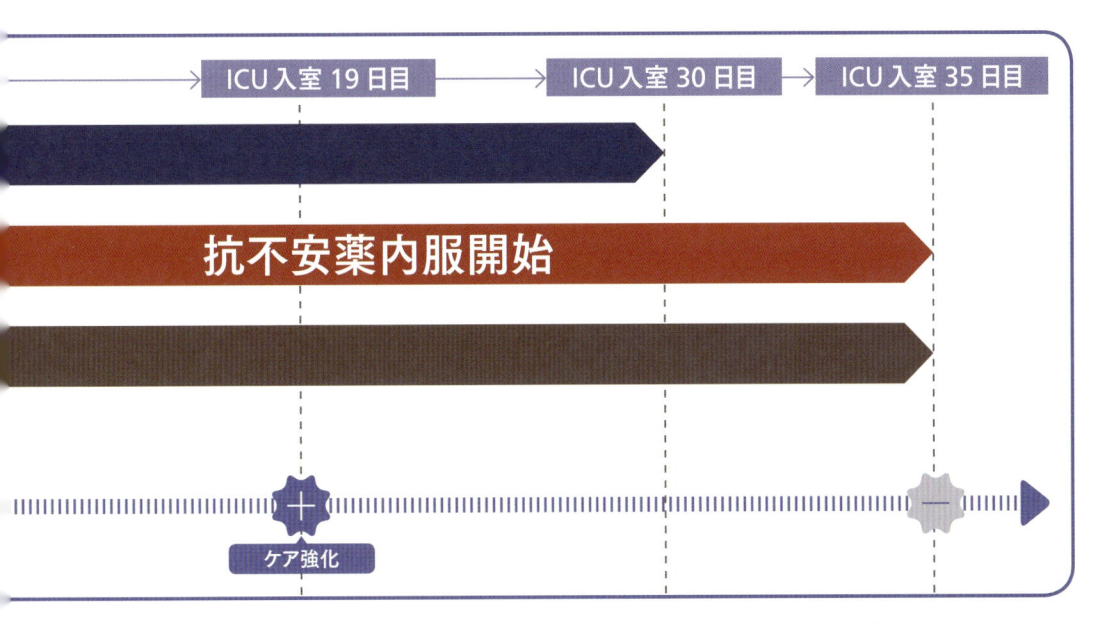

ICU 入室 19 日目 → ICU 入室 30 日目 → ICU 入室 35 日目

抗不安薬内服開始

ケア強化

❖ せん妄の評価・要因

　術後19日目、ICDSC4点、せん妄であると判定されました。また、せん妄の素因として60歳代という年齢があげられ、直接的要因として敗血症による生体侵襲、肝機能障害、脱水、低栄養等に加え、プロポフォールによる薬剤の影響が考えられました。誘発因子としては睡眠障害や思うように身体を動かせない、言いたいことが伝わらないなどの状況からくる自尊感情の低下、コミュニケーション障害などのストレスフルな状況、病状や予後への不安があげられます。

▶ **本事例におけるせん妄の発症要因**

直接要因
- 敗血症による生体侵襲
- 肝機能障害
- 脱水
- 低栄養
- プロポフォール

誘発要因
- 睡眠障害
- 気管挿管による
  コミュニケーション障害
- 自尊感情の低下

▶ **介入したこと**

リハビリ（離床）、**抗不安薬投与、
時計やカレンダーの設置、栄養状態の改善、
身体拘束解除、人員配置の調整**

介入と経過

昼夜（生活リズム）のリズム調節

　日中はベッド上坐位保持を励行し、日中の活動量の増加を図ることから始めました。リハビリとしてPT・OT介入のもと、本人の意向に合わせて、坐位保持から端座位、立位、車椅子移乗へと段階を経て、一日数分でも背中を起こせる時間を作り離床から覚醒へとつなげ、日中適度な疲労感を得られるようにすることで夜間の持続的な入眠が確保できるよう関わりました。また、プロポフォールは中止されていましたが、抗不安薬を内服していたため、精神科医と血中濃度半減期を考慮した投与時間の調整をし、入眠前の足浴も取り入れました。

　他に、顔なじみのスタッフが関われるような人員配置、音楽、パソコンでのDVD鑑賞等家族と協力し、居心地の良い環境を整えられるようにしました。

見当識の回復促進

　置時計を設置したり、本人が入院前に使用していたパソコンを家族に持参してもらい軽作業をしたりして、日付や時間がいつでもわかるようにしました。

コミュニケーション方法の工夫

　文字盤や筆談を通してのコミュニケーションの円滑化を図りました。

身体拘束の解除、情報提供

　状況や病態、見通しに関する情報提供を行い不安の軽減を図り、身体拘束の解除やリハビリが進む過程において、ねぎらいと回復してきている状態のフィードバックを行い、自尊感情を傷つけないよう関わりました。

栄養管理

　栄養剤は、二酸化炭素産生が少ないオキシーパ®（1500kcal/1000mL/日）に変

更し、プリンペラン®とビオフェルミン®の内服も開始されました。血糖値は1日4回測定し、注入前血糖値によるスライディングスケールを用いて150mg/dL以下に管理しました。

　こうした関わりによっても、断続的な入眠を解消することができませんでした。しかし、徐々に表情は明るくなり、「死にたい」という悲観的な言葉は聞かれなくなりました。また、せん妄症状も減少し、入室30日目にはICDSC1点でせん妄なしと判断できました。そして入室35日目にICUを退室し、一般外科病棟へ転棟となりました。

解説　敗血症患者のせん妄

敗血症による生体侵襲

　創部からの感染により、全身性炎症反応症候群（SIRS：Systemic Inflammatory Response Syndrome）を引き起こすことがあります。

　SIRSの診断基準は①体温が36℃以下あるいは38℃以上、②脈拍が90回/分以上、③呼吸回数が20回/分以上あるいは$PaCO_2$が32mmHg以下、④白血球が12000/μL以上あるいは4000/μL以下または白血球分画のうち桿状球が10%以上、このうち2項目以上を満たす場合で、積極的な治療が必要となります。

　炎症反応の亢進により好中球が活性化することで血管の内皮細胞が傷害され血管透過性は亢進します。そのため血漿成分が滲出し血管内は脱水となり、低灌流障害へと陥るため各臓器の機能は低下し、多臓器不全症候群（MODS：Multiple Organ Dysfunction Syndrome）へと至ります。

　肺に関しては、血漿成分が肺間質や肺胞内部に貯留することで肺水腫

や胸水の貯留へと繋がり肺胞換気面積の低下や肺胞の虚脱がシャント、換気血流不均衡を引き起こします。また栄養に関しては低灌流障害により腸管自体の機能が低下し、加えて血管透過性が亢進したことにより腸管浮腫が生じ消化吸収が障害されて下痢を引き起こします。

臥床に伴う精神機能の低下

　臥床は1週間で15～20％、3週間では50％の筋力を失わせます。高齢者は成人に比べ筋力は少なく60～70％であり、高齢であればその影響は多大なものになることがわかります。また循環は停滞し血栓の形成や酸素運搬に悪影響を及ぼします。

　しかし、臥床は上記のような身体への影響だけでなく精神的な影響も多くもたらします。交感神経活動が障害されることによる脳の器質的障害に加え、刺激の欠如による認知機能や注意力の衰え、社会からの隔離状態が引き起こす孤独感、社会的情報の制限、興味・自発性の低下、依存性、睡眠障害を引き起こします。

肝機能障害によるせん妄

　軽度の肝機能データの症状があり、薬剤性肝障害が疑われました。薬剤性肝障害により、尿素回路が障害されると、アンモニアが処理できなくなり、高アンモニア血症に陥ると、アンモニアがBBB（脳血液関門）を容易に通過し、脳障害が起こります。したがって、厳重なアンモニアのモニタリングや分岐鎖アミノ酸（アミノレバンEN®）の経腸投与が行われます。

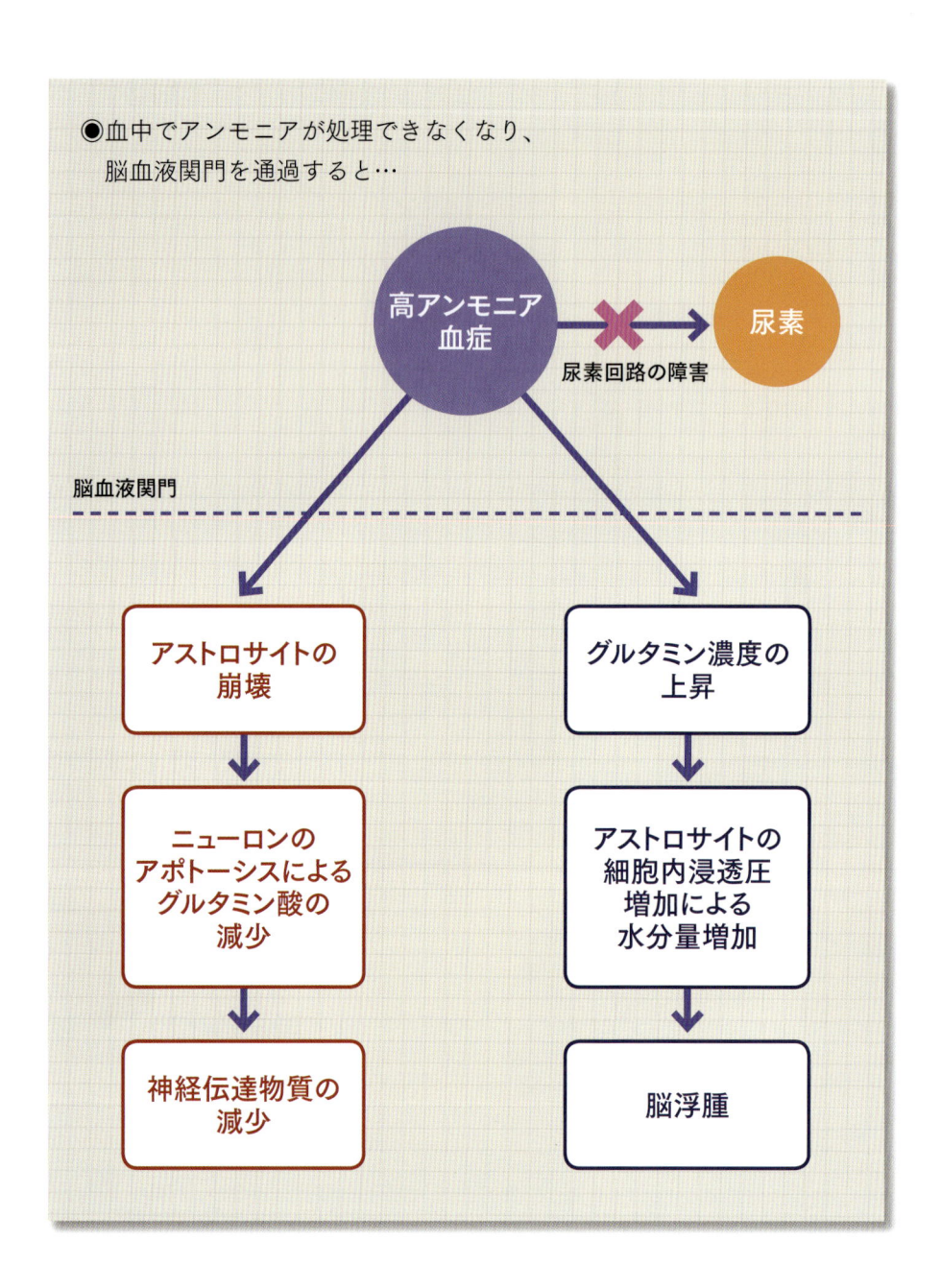

●血中でアンモニアが処理できなくなり、
　脳血液関門を通過すると…

```
        ┌─────────┐   ✕    ┌──────┐
        │ 高アンモニア │ ──→ │ 尿素 │
        │   血症    │        └──────┘
        └─────────┘  尿素回路の障害
           │   │
─────────── 脳血液関門 ───────────
           ↓   ↓
```

アストロサイトの崩壊	グルタミン濃度の上昇
↓	↓
ニューロンのアポトーシスによるグルタミン酸の減少	アストロサイトの細胞内浸透圧増加による水分量増加
↓	↓
神経伝達物質の減少	脳浮腫

まとめ

- 敗血症患者では、生体侵襲により心臓、肺、肝臓、腎臓、脳神経系など全身性の機能障害が起こりやすくせん妄のリスクが高い

- 敗血症のような重症患者は、ICUの特殊な環境の中で長期臥床が必要となるため、身体面だけでなく、心理面においても疲弊しやすくせん妄の要因となる

- せん妄の予防・回復のためにも呼吸・循環が安定したら、睡眠覚醒のリズムを整えながら離床を積極的に取り入れる

- 見当識の回復促進のためには、患者の生活背景を考慮した環境整備を行う

- 精神科医や理学療法士などと連携することは、より専門的な介入が行えるようになり、早期回復につながる

文献
1) 天野雄一：せん妄とは．重症集中ケア，9(4) 51-56, 2010．
2) 卯野木健：せん妄の今を知る．EBNURSING, 10(4) 14-19, 2010．
3) Singer P, et al:Benefit of an enteral diet enriched with eicosapentaenoicacid and gamma-linolenic acid in ventilated patients with acute lung injury. Crit Care Med 34(4):1265-1267, 2006.
4) Pontes-Arruda A et al: Effects of enteral feeding with eicosapentaenoicacid, gamma-linolenic acid and antioxidants in machanically ventilated patients with severe sepsis and septic shock. Crit Care Med 34(9):1-9, 2006.

事例4 脳血管疾患患者のせん妄

60代の女性。入院前の情報；左耳の難聴および視力低下あり。
突然の頭痛を訴えた後に卒倒し救急車で来院した。左内頸動脈－後交通動脈分岐部（IC-PC）動脈瘤破裂によるくも膜下出血（WFNS分類：grade V）、急性水頭症を発症。来院時の意識レベルはGCS 6（1/1/4）。脳室ドレナージ・動脈瘤コイル塞栓術（手術時間4時間、出血量少量）施行後、ICU入室となった。鎮静剤を中止後、GCS 9（3/T/6）と意識障害の改善があり、ICDSCは2点だった。術後2日目に気管チューブを抜去した。

せん妄の評価

　気管チューブ抜去直後より、氏名や生年月日、家族の認識はできていましたが、「何で病院にいるの？」と場所や日付の認識はできていませんでした。術後3日目までは、こちらが声をかけなければウトウトしており、頭部挙上30度の安静度内でのセルフケアが行えず、リハビリテーション（関節可動域訓練）中も刺激がなければ眠ってしまう状況でした。ICDSCでせん妄を評価した結果は4点でした。
　術後4日目の深夜帯から「キッチンの掃除をする」などつじつまが合わない言動があり、もそもそ・キョロキョロと行動も落ち着かず注意が散漫になりました。脳室ドレーンが挿入中であり、計画外抜去の危険があったため身体拘束を行ったところ、さらに体動が盛んになりベッドから身を乗り出すような行動がみられました。そのため身体拘束を中止し、看護師が観察しやす

いように病棟中央へベッドを移動しました。夜間は断眠、日中はウトウトするなど昼夜逆転傾向にあり、リハビリテーション（車椅子乗車）を拒否するような言動もありました。術後4日目のICDSCは6点でした。

✦ せん妄の要因

・脳血管疾患（くも膜下出血）
・手術操作
・頭痛
・身体拘束
・緊急入院・環境変化による不安（難聴・視力低下）

✦ 介入と経過

● 周術期侵襲の緩和

患者は、くも膜下出血による脳の損傷や緊急手術などにより生体侵襲を受けた状態にありました。来院時の意識レベルや神経学的所見からくも膜下出血重症度分類では最重症でしたが、術後のバイタルサインや血液ガスデータからは虚血や低酸素はなく、脳循環は維持できていることは推測できました。

● 身体拘束の解除

● 環境調整：ベッド位置の調整・照明調整

● 感覚遮断への介入：眼鏡・聞こえやすい耳からの声かけ・カレンダーや時計の設置

身体拘束によりせん妄症状が助長されたことから、可能な限り身体拘束をせずに安全確保ができるように、患者の状況をチーム内で共有し、看護師が観察しやすいようにベッド位置を調整しました。そして、睡眠・覚醒パターンのチェックを行い介入の方法を検討しました。また、患者は、場所などの認識ができていなかったことから、状況を繰り返し説明し、カレンダーや時計の設置をしました。そして、難聴のため、聞こえやすいほうの耳から話しかけ、覚醒しているときは周囲が見やすいように眼鏡をかけてもらい、感覚

遮断の要素を取り除く介入をしました。

●家族への情報提供と協力依頼

　入院前と様子が違う患者を見て動揺している家族に対しては、現状の説明を行い、面会時間や環境を調整し、家で使用していた物品を持参してもらうなど協力を得ました。

●鎮痛薬（ロキソニン®）の投与

　医療者側から頭痛の有無を問えば返答しましたが、患者からの頭痛の表出はなく、眉間にしわをよせ閉眼している状況や遅発性血管攣縮に対する治療から頭痛が生じていたことが推測されたため、鎮痛薬（ロキソニン®）を投与し、痛みによるストレスのコントロールを行いました。ロキソニン®を内服してから、夜間の睡眠が確保できるようになり、平穏に過ごすようになりました。以降、鎮痛スケールを使用し頭痛を経時的に評価し、スケールの変化があったときやリハビリテーション前、消灯前に患者と相談の上、鎮痛薬を投与しました。患者は安静度内でのセルフケアやリハビリテーションも意欲的に取り組むようになり、ルート類への注意も払えるようになりました。

　鎮痛薬を使用してからの ICDSC は 2 点 ⇒ 0 点となりました。

解説　脳血管疾患患者のせん妄

◆ 意識障害

　脳血管疾患の場合、脳の損傷部位によってせん妄症状を発症することが多くの事例で認められます。

意識の2つの要素に（清明度と認識機能）に対する介入

　意識とは、自分の今ある状態や、周囲の状況などを正確に認識するための機能をいいます。

　意識は、大脳皮質と上行性網様体賦活系が情報交換し合いながら維持され、清明度（意識の量）と認識機能（意識の質）の2つの要素で捉えることができます。清明度（意識の量）は、外的刺激に対する反応によりはかることができ、意識レベルが上がった、下がったと表現されることが多く、清明度の低下（意識の量的変化：意識混濁）は、刺激への反応が減弱している状態であり、昏睡や傾眠などに分類されます。また、認識機能（意識の質）は、患者が空間的・時間的・および対人的におかれている状況を認識できているかではかることができます。認識機能の異常（意識の質的変化：意識変容）は、患者が状況を正しく認識したり、それに対して正しく反応できなくなった状態を指します。せん妄は、軽度および中等度の清明度の低下を基盤とした意識変容による精神症状を伴った状態といわれています。

　脳血管疾患は、脳の器質的な障害により意識障害が生じることがあり、意識障害は、上行性網様体賦活系や大脳皮質が直接的あるいは間接的に急速に障害を受けることで生じると考えられています。

　くも膜下出血は、脳の損傷部位により高次脳機能障害をきたす代表疾患ですが、急性期では意識障害のため高次脳機能障害の存在がわかりにくく、急性期を脱してからもせん妄との判別は難しいため、急激な行動の変化や日内変動や可逆性の軽度の意識障害などせん妄症状の特徴を指標とし、患者の観察をしていくことが大切です。

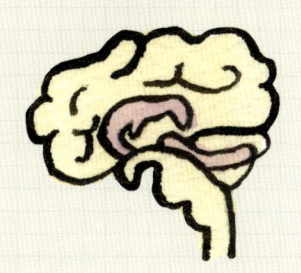

❀ 睡眠・覚醒サイクルの調整

　脳血管疾患急性期は、意識レベルの変化や神経学的所見の変化などに注意を払う時期であり、このような時期に安易に睡眠薬を投与することで、薬剤が意識水準を低下させたり、器質性疾患による脳波の徐波化を薬物惹起性と誤認させたりするなど、臨床像を混乱させる可能性があります。このため脳血管疾患急性期は、特に睡眠薬などの薬物投与は慎重に検討する必要があります。

❀ 家族へのケア

　本事例においては、せん妄状態を目の当たりにした家族に動揺がみられましたが、せん妄症状を含めた現状の説明を家族に行ったことで、入室早期より協力が得られました。

　患者が自宅で使っていた慣れ親しんだ物や家族の存在は患者に安心感を与えることからも、入院前の患者の生活背景を知っている家族と情報を共有し、協力を得ることはせん妄への介入において不可欠と考えます。

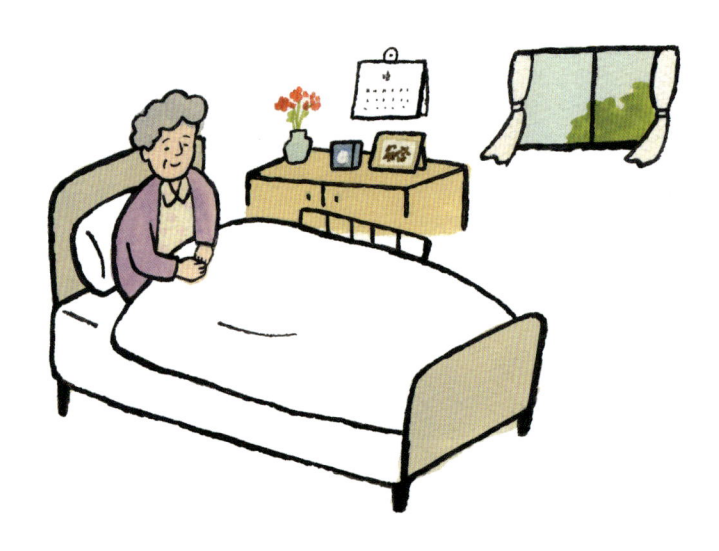

まとめ

- 脳血管疾患患者のせん妄は、2つの要素（清明度と認識機能）から意識の変化を経時的に評価する
- 脳血管疾患患者の睡眠・覚醒サイクルの調整は、意識レベルの確認が重要となるため、非薬物的介入を行った上で薬物的介入は慎重に検討する
- せん妄患者は、身体症状を正確に訴えられない場合があるため、患者の言動を注意深く観察し苦痛への介入を行う
- 入院前の患者の生活背景を知っている家族など周囲の人からの協力を得ることはせん妄患者への介入において不可欠である

文献
1) 一瀬邦弘ほか："せん妄が疑われる患者に対し、診察と治療はどう進むか"，せん妄 すぐに見つけて！すぐに対応！．13-17，照林社，2007.
2) 岡庭豊，川並 透（監修）："症候．意識障害"．病気がみえる vol.7 脳・神経，456-549，メディックメディア，2011.
3) 田崎義昭，斉藤佳雄（著），坂井文彦（改訂）："精神異常の診かた"．ベッドサイドの神経の診かた 改訂17版．129-133，南山堂，2010.
4) Paul L.Marino，稲田英一（監訳）："精神機能の異常"．The ICU Book Third Edition. 789-803，メディカル・サイエンス・インターナショナル，2009.
5) 一瀬邦弘，中村満，内山真（著），山脇成人（編）："せん妄へのアプローチ"．リエゾン精神医学とその治療学 新世紀の精神科治療第4巻 新装版．251-265，中山書店，2009.
6) 太田 富雄，松谷 雅生（編）："意識障害"．脳神経外科学Ⅰ 改訂9版．169-173，金芳堂，2004.
7) FongTG, Bogardus ST, Jr., Daftary A, et al：Cerebral perfusion changes in older delirious patients using 99mTc HMPAO SPECT. J Gerontol A Biol Sci Med Sci 61(12) 1294-1299, 2006.
8) 日本総合病院精神医学会・薬物療法検討小委員会（編）："治療環境と患者への接近"．せん妄の治療指針．6，星和書店，2010.

事例5 認知症患者のせん妄

90歳女性。特別養護老人ホーム入所中。アルツハイマー型認知症（アルツハイマー型認知症治療薬内服中）、メニエール病の既往あり。ADLは自立しており、自分の名前は言うことができ、会話可能な状態だった。
朝より悪心と頭痛を主訴として当院を受診し、救急外来で診察中、意識消失。CT検査の結果、MRIで皮質・皮質下微小出血が多数みられた、脳アミロイドアンギオパチーの疑いと診断され、脳アミロイドアンギオパチーに関連する脳出血に対し、外科的処置（血腫吸引術）を行った。

患者データ
意識レベル：JCS3、四肢麻痺なし、場所の失見当識あり
バイタルサイン：血圧192/102mmHg、HR92回/分、呼吸回数22回/分、体温36.9℃（腋窩）

✤ せん妄の評価

　術後はICUに入室し、人工呼吸器装着となりました。術後1日目のCT検査の結果、血腫除去周囲の浮腫はあるが、術後出血がないことを確認し、気管チューブを抜去しました。また、臨床症候の改善を狙って、副腎皮質ステロイドが投与されました。
　その後、しばらくして本人より「ここ病院なの？（老人）ホームかと思った」など失見当識が認められ、ICDSC4点で、せん妄と判定されました（術後2〜3日目までICDSC4点　その後1点）。

せん妄の要因

・もともと認知症という背景
・緊急入院、頭部手術後の環境の変化
・手術による侵襲

介入と経過

　術後3日目、呼吸状態は安定、明らかな麻痺はなく飲水テストを行い、むせこみがないため補食（ゼリーやヨーグルト）が開始されました。

　名前は言えても、月日や場所がわからない状態は続いており、もともとの認知症による症状であることも考慮し、認知症の進行を予防する介入が必要であると考えました。

　まず、生活リズムの調整です。高齢者は環境に適応するのに時間を要するため、昼夜逆転しやすく、日中の活動低下や夜間の不穏状態に陥りやすくなり、治療の妨げとなることをしばしば経験します。担当看護師は周囲のスタッフに協力を依頼し、頻繁に声をかけ、認知機能の回復に努めました。カレンダーや時計をベッドサイドへ置き、日中はラジオを流すなど見当識が整うような介入を行いました。

　離床を進め術後4日目には車椅子乗車できるようになりました。本人から「車椅子に乗ってみようか」という発言が聞かれ、食事の際や家族の面会時には積極的に車椅子へ乗車し、病棟内を車椅子で散歩するなど、活動を促しました。術後4日目、頭部CTを行い脳浮腫の増強がないことを確認しました。

　高齢で視力低下と難聴があったので、家族にもともと使用していた老眼鏡と補聴器を持参してもらい活用しました。また、患者本人にカレンダーにその日の予定を記載してもらい、家族の面会時には離床を図り、コミュニケーションを取りやすい環境の配慮を行いました。このように家族や医師の協力を得て、順調に活動性が上がり、認知症状が悪化することなく術後5日目にはICUを退室しました。その際、ICDSCは3点、失見当識障害の1点と入院

前の意識レベルと同様の状態で、看護介入として効果があったのではないかと考えました。

コントロールしたこと

- 頭痛のコントロール
- 認知能低下に対する対応（頻繁に声をかける、ラジオを提供する）
- 睡眠のコントロール
- ADLを拡大、運動機能の維持
- 視覚障害に対する眼鏡（老眼鏡）の使用
- 聴覚障害に対する補聴器の使用
- 脱水予防のための水分の提供

治療

頭蓋内圧コントロールのため、術後当日から高浸透圧利尿薬（グリセオール®）、脳アミロイドアンギオパチーに伴う血管周囲の炎症所見に対し副腎皮質ステロイド、高血圧（血圧192/98mmHg）に対しCa拮抗薬（ニカルジピン）が投与されました。術後は、頓用でNSAIDs（ロキソニン®）投与が開始となり、頭痛のコントロールを行いました。

解説　高齢者（特に認知症）のせん妄

認知症は、せん妄発症の準備因子として代表的な因子の1つです。また、加齢は生理的な脳機能の脆弱化を引き起こし、これもせん妄の準備因子となります。促進因子として、身体的な変化、疼痛、心理的ストレ

ス、睡眠リズムの変化、身体拘束などの環境の変化が加わることで容易にせん妄を引き起こします。

❀ せん妄と認知症の違い

　せん妄と認知症は、いずれも認知障害があり、症状が似ていて判別しにくいところがあります。さらに両方が合併すると識別がいっそう困難になります。そのため、それぞれの特徴をよく理解しておくことが重要です。認知症患者にせん妄症状があった時、認知症の悪化などと誤解される場合があり、注意が必要です。

- 急性に発症するか、慢性に発症するかの違いがあります。認知症とは、慢性的に進行する脳神経の変性のために生じる記憶障害と、知的機能の喪失などの症状からなる病態です。
- せん妄は症状の出現が早く、またその時期を特定しやすいのが特徴です。それに対して、認知症は症状出現の時期を明確にすることが難しいといえます。
- せん妄は1日の中でも症状が変動します。たとえば、夜間は落ち着きなく話も通じない人が、日中は穏やかに他の人と一緒に過ごしていることがあります。
- せん妄の症状は可逆性で元の状態に戻ります。それに対して認知症の症状は徐々に悪化していきます。

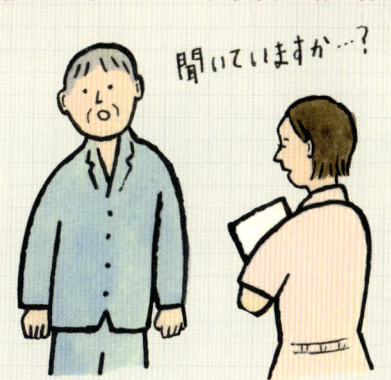

せん妄と認知症の臨床症状の比較

臨床徴候	せん妄	認知症
主な症状	意識障害	物忘れ
発症様式	急性	慢性
持続時間	数時間から数日・数週単位	潜在性でゆっくり（数か月から数年単位）
初発症状	注意集中困難や意識障害	記憶障害（近時記憶障害）
経過と持続	変動性（数日から数週間続く）	慢性進行性（年単位）
注意力	集中力の低下・転動性の亢進	正常〜減衰
認知機能 見当識 記憶 思考	障害（変動性） 即時再生の障害 無秩序な思考 錯乱・夢幻様 知覚障害に関連する妄想	障害（固定性） 遅延再生の障害 不毛 内容の貧困化 記憶障害に関連する妄想
覚醒水準	変動する	正常
興奮	過活動型：あり 低活動型：なし	ある場合とない場合あり
幻覚	あり（特に幻視）	なし
睡眠覚醒リズム	日中傾眠・夜間不眠	アルツハイマー型：障害されにくい 血管性：睡眠の分断
脳波	異常（広汎性徐波化）	正常、軽度異常（軽い徐波化）

✦ 環境への適応

　高齢者の認知症は、環境の急激な変化があると、それから逃げるために、怒ったり、過去へ回帰したり、現実から逃避したりします。高齢者の嫌がることを止めたり、環境に適応するようにオリエンテーションを行うだけでも認知症症状が収まることもあります。

> **オリエンテーション**
>
> ● 視覚的な映像（家族の写真や好みの本など）や補聴器などの提供を行う。
> ● 繰り返しコミュニケーションを促して、患者を現実に適応させる
> ● 患者が家で使っていたおなじみのものを持ってきてもらう
> ● 看護スタッフは一貫性のある統一した介入を行う
> ● 毎日のニュースをテレビやラジオで提供する
> ● 好みの音楽を提供する

　さらに促進因子への対応として、ケアや治療を行うための説明は簡単でわかりやすい言葉で繰り返し説明したり、不安を軽減するよう穏やかに話しかけます。家族との面会時間を積極的に提供したり、可能な限り身体拘束を解除したり、日常的な生活範囲を拡大させることも重要です。睡眠リズムが崩れていることも多いため、日中は光を浴びるように調整したり、可能な範囲で運動を促したり、サーカディアンリズムを整えることも必要です。
　また、個々の生活歴、職歴、人生観などに配慮した関わりも大切なケアとなります。

文献
1) Inouye SK, et al.：A multicomponent intervention to prevent delirium in hospitalized older patients. N Engl J Med 340：669-676, 1999.
2) 太田喜久子：せん妄とはなにか. EB NURSING；6：8-11, 2006.
3) 田中邦明：高齢者のせん妄. 一瀬邦弘. せん妄＜精神医学レビューNo.26＞. 92-95. ライフ・サイエンス, 1998.
4) 卯野木健、剱持雄二：ICDSCを使用したせん妄の評価（特集 ICU看護師のための鎮静・鎮痛・せん妄評価法. 看護技術 57(2) 133-137, 2011.

看護ワンテーマBOOK
せん妄であわてない

発行	2011年7月1日　第1版第1刷Ⓒ
	2016年10月15日　第1版第4刷
編著	茂呂悦子
発行者	株式会社医学書院
	代表取締役　金原　優
	〒113-8719　東京都文京区本郷1-28-23
	TEL 03-3817-5600（社内案内）
印刷・製本	アイワード

本書の複製権・翻訳権・上映権・譲渡権・公衆送信権（送信可能化権を含む）は（株）医学書院が保有します．

ISBN978-4-260-01434-2

本書を無断で複製する行為（複写，スキャン，デジタルデータ化など）は，「私的使用のための複製」など著作権法上の限られた例外を除き禁じられています．大学，病院，診療所，企業などにおいて，業務上使用する目的（診療，研究活動を含む）で上記の行為を行うことは，その使用範囲が内部的であっても，私的使用には該当せず，違法です．また私的使用に該当する場合であっても，代行業者等の第三者に依頼して上記の行為を行うことは違法となります．

JCOPY　〈出版者著作権管理機構　委託出版物〉
本書の無断複製は著作権法上での例外を除き禁じられています．複製される場合は，そのつど事前に，出版者著作権管理機構（電話03-3513-6969，FAX 03-3513-6979，info@jcopy.or.jp）の許諾を得てください．

「新しいこと勉強したいけど時間がない」というナースに朗報！

知りたいことだけをピンポイントに、
旬のテーマを効率的に学べるシリーズが登場。
現場で役立つ最新の実践知識を、豊富な写真と図で徹底解説！

看護ワンテーマBOOK

看護ワンテーマBOOK

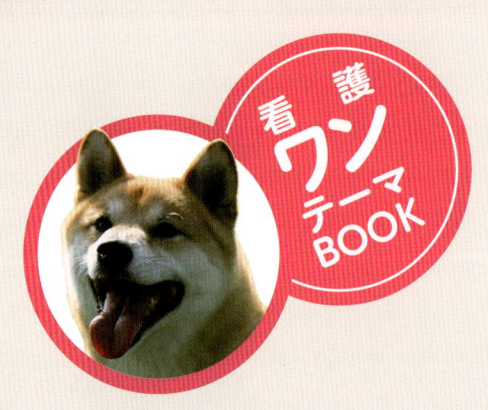

見てできる 褥瘡のラップ療法
編著：水原章浩

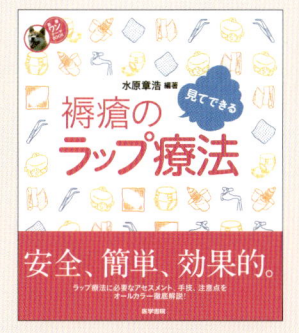

「ラップを貼る」だけじゃだめなんです。手技、手順、アセスメント、注意点など、豊富なカラー症例写真と図解で詳しく解説。現場のための決定版テキスト。

B5変型・128ページ
定価：本体1,800円＋税
ISBN978-4-260-01315-4

成果の上がる 口腔ケア
編著：岸本裕充

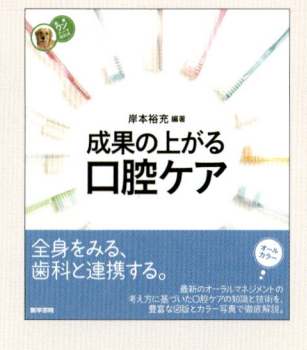

歯科と連携したマネジメントで、口腔ケアの成果が上がる。最新のオーラルマネジメントの考え方に基づいた口腔ケアの知識と技術を、豊富な図版とカラー写真で徹底解説。

B5変型・128ページ
定価：本体1,800円＋税
ISBN978-4-260-01322-2

退院支援実践ナビ
編著：宇都宮宏子

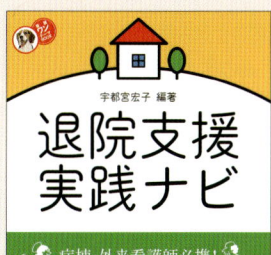

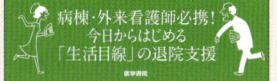

退院調整部門はもちろん、急性期病院に勤めるすべての看護師に求められる退院支援の考え方、知識、方法論を、退院支援の第一人者、宇都宮宏子氏がナビゲート。

B5変型・144ページ
定価：本体1,800円＋税
ISBN978-4-260-01321-5